Urologie

Néphrologie

Chez le même éditeur

Dans la même collection

Cardiologie, par L. Sabbah. 2010, 224 pages.

Gynécologie – obstétrique, par F. Lamazou et S. Salama. 2007, 192 pages.

Pédiatrie – pédopsychiatrie, par I. Lim et M. Schiff. 2010, 160 pages.

Pneumologie, par B. Planquette. 2010, 160 pages.

Psychiatrie, par I. Lim. 2010, 160 pages.

Rhumatologie – orthopédie, par M.-A. Rousseau. 2010, 208 pages.

Urgences – réanimation, par A. Chaïb. 2007, 192 pages.

Endocrinologie, par V. Mink. 2007, 192 pages.

Gastro-entérologie, par A. Balian. 2008, 192 pages.

Cancérologie, par J. Alexandre. 2008, 224 pages.

Maladies infectieuses, par D. Skurnik. 2008, 128 pages.

Neurologie, par R. Kinugawa et E. Roze. 2008, 192 pages.

Processus inflammatoires et infectieux, par K. Kinugawa, B. Planquette, M. Rouprêt, M. A. Rousseau, E. Roze, D. Skurnik, A. Soria. 2010, 128 pages.

Processus obstructifs, par L. Sabbah, B. Planquette, A. Balian, M. Rouprêt. 2010, 128 pages.

Processus psychopathologiques, par I. Lim-Sabbah. 2010, 184 pages.

Processus traumatiques, par A. Chaib, K. Kinugawa, B. Planquette, M. A. Rousseau, E. Roze, A. Soria. 2010, 184 pages.

mémo INFIRMIER

Urologie Néphrologie

Morgan Rouprêt
Praticien hospitalo Universitaire,
Hôpital Pitié-Salpétrière,
Université Pierre et Marie Curie, Paris VI

Matthieu Peycelon
Interne des hôpitaux de Paris,
Hôpital Pitié-Salpétrière,
Université Pierre et Farie Curie, Paris VI

Collection dirigée par Laurent Sabbah

ELSEVIER
MASSON

62, rue Camille-Desmoulins, 92442 Issy-les-Moulineaux cedex
www.elsevier-masson.fr

ISBN : 978-2-294-71351-4

Table des matières

Abréviations utilisées

ABO	Groupe Sanguin A, B ou O
α-FP	Alpha-fœto-protéine
AINS	Anti-inflammatoires non stéroïdiens
AL	Anesthésie locale
ASP	Abdomen sans préparation
AVC	Accident vasculaire cérébral
AVK	Anti-vitamines K
β-HCG	Fraction bêta de l'hormone chorio-gonadotrophique
BPCO	Broncho-pneumopathie chronique obstructive
BU	Bandelette urinaire
CFU	*Colony Forming Unit*
CH	Charnière
CPK	Créatine phospho-kinase
CRP	*C Reactive Proteine*
DALA	Déficit androgénique lié à l'âge
ECBU	Examen cyto-bactériologique des urines
ECG	Électrocardiogramme
EP	Embolie pulmonaire
EPO	Érythropoïétine
EVA	Échelle visuelle analogique
FSH	*Follicle-Stimulating Hormone*
GB	Globules blancs
Hb	Hémoglobine
HLA	*Human Leukocyte Antigen*
HLM	Hématies leucocytes minute
Ht	Hématocrite
HTA	Hypertension artérielle
IDM	Infarctus du myocarde
IEC	Inhibiteur de l'enzyme de conversion
IM	Intramusculaire
IMV	Intoxication médicamenteuse volontaire
IRA	Insuffisance rénale aiguë
IRC	Insuffisance respiratoire chronique
IRM	Imagerie par résonance magnétique
IRCT	Insuffisance rénale chronique terminale
IV	Intraveineuse
IVD	Intraveineuse directe
IVL	Intraveineuse lente

IVSE	Intraveineuse à la seringue électrique
LDH	Lactate déshydrogénase
LEC	Lithotritie extra-corporelle
LH	*Luteinizing Hormon*
MST	Maladies sexuellement transmissibles
MTE	Maladie thrombo-embolique
NFS	Numération formule sanguine
OAP	Œdème aigu du poumon
OMI	Œdèmes des membres inférieurs
ORL	Oto-rhino-laryngologie
PCR	*Polymerase Chain Reaction*
PSA	*Prostate Specific Antigen*
RAI	Recherche d'agglutinines irrégulières
SIADH	Syndrome de sécrétion inapproprié d'hormone anti-diurétique
TA	Tension artérielle
TCA	Temps de céphaline activée
TDM	Tomodensitométrie
TOT	Trans Obturator Tape
TP	Temps de prothrombine
TR	Toucher rectal
TURP	*Trans Uretral Resection of Prostate*
TVP	Thrombose veineuse profonde
TVT	*Tension-Free Vaginal Tape*
UCRM	Urétro-cystographie rétrograde et mictionnelle
UIV	Urographie intra-veineuse
UPR	Urétéro-pyélographie rétrograde
USR	Urétéro-rénoscopie souple ou rigide
VCI	Veine cave inférieure
VES	Voie excrétrice supérieure
VIH	Virus de l'immunodéficience humaine
5-FU	5-fluoro-uracile

Glossaire (sémiologie)

Anurie : diminution du volume urinaire à moins de 100 mL/24 h chez l'adulte. Il faut s'assurer qu'il n'y a pas de rétention aiguë d'urines, puis faire une recherche urgente de la cause de cette anurie si elle est d'installation brutale.

Oligurie : raréfaction du volume des urines chez un individu. L'absence quasi complète des urines étant une anurie. L'oligurie se définit par une quantité d'urine inférieure à 500 mL/jour chez l'adulte. Les urines de l'oligurie sont généralement très concentrées, d'aspect bouillon sale.

Rétention aiguë d'urines : incapacité pour un individu d'émettre des urines alors qu'il a la vessie pleine. On parle aussi parfois de globe vésical, image de la vessie se remplissant en permanence sans se vider. La capacité de la vessie est importante, mais le volume déclenchant l'envie de miction est d'environ 400 mL pour un adulte.

Dysurie : la dysurie est l'émission difficile et douloureuse d'urine, nécessitant parfois un effort de poussée. Le jet d'urine à la sortie de l'urètre est faible, parfois aux gouttes à gouttes.

Pollakiurie : il s'agit d'une miction excessive en petites quantités. Ainsi, le volume de l'urine sur 24 heures peut sembler normal.

Hématurie : l'hématurie est un terme médical désignant la présence de sang dans les urines. En fait on dépiste la présence de globules rouges en quantité anormalement élevée.

Pyurie : une pyurie correspond à la présence de leucocytes altérés dans les urines.

Incontinence urinaire : cela correspond à la perte involontaire des urines en dehors de la miction.

Hypertension artérielle : la pression artérielle doit être mesurée en position assise ou allongée, après 5 à 10 minutes de repos. Les valeurs doivent être retrouvées élevées à trois occasions différentes pour qu'on puisse parler d'hypertension artérielle (HTA). Le médecin mesure deux nombres : celui de la pression artérielle systolique (PAS) qui reflète la pression lors de la contraction du ventricule gauche (systole), et celui de la pression artérielle diastolique (PAD) qui reflète la pression lors de la relaxation du ventricule gauche (diastole). Dans 90 % des cas, l'HTA est dite essentielle, aucune cause connue ne peut être retrouvée dans ce cas. Dans 10 % des cas, l'HTA est secondaire, plusieurs causes peuvent être à l'origine d'une hypertension, certaines étant curables de façon définitive. Au sein de l'HTA secondaire, les causes rénales sont imputées dans 4 % des cas (insuffisance rénale et sténose de l'artère rénale notamment).

Avant-propos

L'uro-néphrologie est un domaine spécialisé tout à fait particulier de la sphère médicale. L'idée de faire un mémo infirmier ayant trait spécifiquement à ces disciplines nous a tout de suite séduits. Que ce soit en chirurgie urologique ou en néphrologie, le personnel infirmier doit être particulièrement impliqué dans la prise en charge de ces pathologies spécifiques dont souffrent les patients. Cela nécessite un apprentissage théorique que nous vous proposons dans ce livre, ainsi qu'un apprentissage pratique, au lit du malade. L'urologie et la néphrologie sont deux spécialités distinctes mais souvent collaboratives car chirurgiens et médecins s'unissent autour du patient dans le but de préserver les reins, organes nobles par excellence. Les soins infirmiers, tout comme les disciplines médicales, se spécialisent de plus en plus. Il n'est donc plus actuellement concevable de vouloir délivrer des soins de qualité sans se sentir particulièrement investi dans son travail au chevet du malade comme au sein de l'équipe soignante qui anime la prise en charge thérapeutique. Nous souhaitons à chacun et à chacune d'entre vous beaucoup de courage pour les épreuves et les succès qui jalonneront la suite de votre carrière. Nous espérons vivement que cet ouvrage répondra à vos attentes et vous accompagnera quotidiennement dans vos soins.

Docteur Morgan Rouprêt
Docteur Matthieu Peycelon

PARTIE 1

Compétences infirmières

Pyélonéphrite aiguë

Compétence 1 Évaluer une situation clinique et établir un diagnostic dans le domaine infirmier

- Accueillir la patiente et l'installer dans sa chambre.
- Expliquer les conditions d'hospitalisations, le fonctionnement du service (horaires de visites, organisation des tours infirmiers et moyens pour contacter le personnel infirmier).
- Recueillir les informations essentielles : adresse, personne de confiance, médecin traitant.
- Préciser les points clés de l'histoire de la maladie : antécédent d'épisode similaire, heure de début, durée d'évolution, allergies médicamenteuses, consommation de tabac ; traitement de fond.
- Prendre les constantes (TA, pouls, température), vérifier l'aspect macroscopique des urines.

Compétence 2 Concevoir et conduire un projet de soins infirmier

- Planifier et hiérarchiser les soins (selon les règles propres au service : procédures, sécurité, traçabilité).
- Répartir les tâches avec les aides-soignants.
- Les soins majeurs ici sont : pose de voie veineuse périphérique, prise de médicaments *per os* et par voie intraveineuse, évaluation de la température et de l'intensité du syndrome septique.
- Initier le dialogue autour de maladie : savoir ce que le patient a compris de sa maladie pour en reprendre l'éducation (éviter les crises de cystite et savoir les reconnaître), se renseigner sur l'existence de facteurs favorisants.

Compétence 3 Accompagner une personne dans la réalisation de ses soins quotidiens

- Expliquer l'intérêt du traitement antibiotique, les risques évolutifs.
- Répartir les tâches avec les aides-soignants.
- Vérifier l'aspect des urines (purulentes, hématurie,…).
- Insister sur la nécessité d'une hydratation abondante.

Compétence 4 Mettre en œuvre des actions à visée diagnostique et thérapeutique

- Poser une seconde voie veineuse de bon calibre en cas d'aggravation du syndrome septique.
- Vérifier l'absence de signes en faveur d'une évolution vers une septicémie : pouls filant, tachycardie, anurie, troubles de conscience,…
- Scoper la patiente en cas de crise sévère.
- Placer un oxymètre de pouls.
- Administrer les traitements prescrits et en vérifier la tolérance.
- Laisser la patiente à jeun en prévision d'un éventuel uro-TDM et d'une dérivation des urines au bloc opératoire (sonde urétérale/néphrostomie).

Compétence 5 Initier et mettre en œuvre des soins éducatifs et préventifs

- Vérifier l'éducation de la patiente vis-à-vis des infections urinaires.
- Insister sur les éléments de la prévention (jus de canneberge, hygiène de vie, hygiène périnéale, rapports sexuels, miction post-coïtale, …).
- Apprendre à la patiente à maîtriser les facteurs déclenchants.
- Démontrer l'intérêt d'un bilan à distance pour prévenir la récidive.

Compétence 6 Communiquer et conduire une relation dans un contexte de soins

- Adapter sa communication en fonction de l'état clinique de la patiente.
- Évaluer les objectifs de soins avec le patient.
- Évaluer les acquis en termes d'éducation et de connaissance des infections urinaires.

Colique néphrétique

Compétence 1 Évaluer une situation clinique et établir un diagnostic dans le domaine infirmier

- Accueillir le patient et l'installer dans sa chambre.
- Expliquer les conditions d'hospitalisations, le fonctionnement du service (horaires de visites, organisation des tours infirmiers et moyens pour contacter le personnel infirmier).
- Recueillir les informations essentielles : adresse, personne de confiance, médecin traitant.
- Préciser les points clés de l'histoire de la maladie : antécédent d'épisode similaire, antécédent de lithiase, préciser le côté (droit ou gauche +++), heure de début, rein unique, durée d'évolution, allergies médicamenteuses, traitement de fond.
- Prendre les constantes (TA, pouls, température), vérifier l'aspect macroscopique des urines.

Compétence 2 Concevoir et conduire un projet de soins infirmier

- Planifier et hiérarchiser les soins (selon les règles propres au service : procédures, sécurité, traçabilité).
- Répartir les tâches avec les aides-soignants.
- Les soins majeurs ici sont : pose de voie veineuse périphérique, prise de médicaments *per os* et par voie intraveineuse, évaluation régulière de la douleur et de son évolution.
- Initier le dialogue autour de maladie : savoir ce que la patient a compris de sa maladie pour en reprendre l'éducation (éviter les calculs urinaires), se renseigner sur l'existence de facteurs favorisants (alimentation, médicaments,…).

Compétence 3 Accompagner une personne dans la réalisation de ses soins quotidiens

- Expliquer l'intérêt du traitement antalgique, les risques évolutifs.
- Vérifier l'aspect des urines (purulentes, hématurie,…).
- Insister sur la nécessité d'une restriction hydrique au moment de la crise douloureuse.

Compétence 4 Mettre en œuvre des actions à visée diagnostique et thérapeutique

- Vérifier l'absence de signes en faveur d'une évolution vers une forme compliquée : température, hyperlagique, oligo-anurique...
- Scoper la patiente en cas de crise sévère.
- Localiser l'obstacle sur la voie excrétrice et faire un schéma au patient.
- Administrer les traitements prescrits et en vérifier la tolérance.
- Laisser la patiente à jeun en prévision d'une éventuelle dérivation du rein (sonde JJ ou néphrostomie) au bloc opératoire.

Compétence 5 Initier et mettre en œuvre des soins éducatifs et préventifs

- Vérifier l'éducation du patient vis-à-vis des lithiases urinaires.
- Insister sur les éléments de la prévention (alimentation en fonction de la nature biochimique du calcul, hydratation abondante, apports en sels minéraux modérés,...).
- Apprendre au patient à reconnaître les facteurs déclenchants.
- Démontrer l'intérêt d'un bilan à distance pour prévenir la récidive.

Compétence 6 Communiquer et conduire une relation dans un contexte de soins

- Adapter sa communication en fonction de l'état clinique du patient.
- Évaluer les objectifs de soins avec le patient.
- Évaluer les acquis en termes d'éducation et de connaissance des lithiases urinaires.

Insuffisance rénale aiguë

Compétence 1 Évaluer une situation clinique et établir un diagnostic dans le domaine infirmier

- Accueillir le patient et l'installer dans sa chambre de soins intensifs.
- Expliquer les conditions d'hospitalisations en soins intensifs, le fonctionnement du service (horaires de visites, organisation des tours infirmiers et moyens pour contacter le personnel infirmier).
- Recueillir les informations essentielles : adresse, personne de confiance, médecin traitant.
- Préciser les points clés de l'histoire de la maladie : antécédent d'épisode similaire, antécédent néphrologique, antécédent de chirurgie rénale (droit ou gauche +++), heure de début, rein unique anatomique ou fonctionnelle, durée d'évolution, allergies médicamenteuses, traitement de fond.
- Recherche d'un facteur déclenchant passé inaperçu (prise de médicament, examen récent,...).
- Prendre les constantes (TA, pouls, température), vérifier l'aspect macroscopique des urines.

Compétence 2 Concevoir et conduire un projet de soins infirmier

- Planifier et hiérarchiser les soins (selon les règles propres au service : procédures, sécurité, traçabilité).
- Répartir les tâches avec les aides-soignants.
- Les soins majeurs ici sont : pose de voie veineuse périphérique, prise de médicaments *per os* et par voie intraveineuse, quantification régulière de la diurèse et de son évolution, réalisation de gaz du sang.
- Scoper le malade et mettre en place des dérivations précordiale en prévision d'un ECG en cas de trouble du potassium.
- Initier le dialogue autour de maladie : savoir ce que la patient a compris de sa maladie, se renseigner sur l'existence de facteurs favorisants (traumatisme, médicaments, diabète, HTA,...).

Compétence 3 Accompagner une personne dans la réalisation de ses soins quotidiens

- Expliquer l'intérêt de réduire les apports sodés et potassiques.
- Quantifier les urines et en vérifier l'aspect des urines (purulentes, hématurie,...).

- Veiller à l'arrêt de la prise de médicaments néphrotoxiques.
- Proscrire tout examen avec injection d'iode.

Compétence 4 Mettre en œuvre des actions à visée diagnostique et thérapeutique

- Vérifier l'absence de signes en faveur d'une évolution vers une forme compliquée : kaliémie élevée et troubles cardiaques, convulsion, OAP, acidose métabolique…
- Prévention de l'ulcère de stress par IPP.
- Administrer les traitements prescrits et en vérifier la tolérance.
- Discuter avec l'équipe médicale la nécessité d'une séance d'épuration extra-rénale.

Compétence 5 Initier et mettre en œuvre des soins éducatifs et préventifs

- Vérifier l'éducation du patient vis-à-vis des facteurs déclenchants.
- Insister sur les éléments de la prévention (lire les notices des médicaments, hydratation abondante, apports en sel et en potassium modéré,…).
- Apprendre au patient à reconnaître les facteurs d'aggravation : œdèmes des membres inférieurs, HTA, pli cutané…
- Démontrer l'intérêt d'une prise en charge néphrologique et d'un bilan pour prévenir la récidive ou la dégradation de la fonction rénale.

Compétence 6 Communiquer et conduire une relation dans un contexte de soins

- Adapter sa communication en fonction de l'état clinique du patient.
- Évaluer les objectifs de soins avec le patient.
- Savoir expliquer brièvement le rôle des reins dans l'homéostasie et dans la physiologie de l'organisme.
- Évaluer les acquis en termes d'éducation et de connaissance l'épuration rénale.

PARTIE 2

Prérequis

Rappel anatomique concernant l'appareil uro-génital

Éliminer les « déchets », principalement azotés, produits chaque jour par l'organisme, tel est le rôle de l'appareil urinaire. Il est composé de deux filtres intelligents que sont les reins, organes abdominaux très haut situés, presque thoraciques, de part et d'autre du rachis. Les reins sont traversés quotidiennement par des centaines de litres de sang. Ils fabriquent chaque jour environ un litre d'urine claire qui est elle-même véhiculée par les uretères des calices et des bassinets jusqu'à la vessie où elle est stockée, puis évacuée par l'urètre lors de la vidange vésicale.
Le rein exerce par ailleurs un rôle essentiel dans le maintien de la pression artérielle normale et dans la régulation de l'homéostasie.
L'appareil génital de l'homme est complexe également. Il comprend notamment : le pénis et ses corps érectiles, les testicules avec leur double fonction endocrinienne et reproductrice (spermatozoïdes véhiculés le long de l'épididyme et du canal déférent), la prostate enfin, organe génital glandulaire dont les maladies ont un mode de révélation presque toujours urinaire.
L'appareil génital de la femme par sa proximité avec l'appareil urinaire (singulièrement vessie et uretère) implique l'urologue, car le vieillissement (prolapsus) et nombre de maladies utéro-annexielles ou d'interventions gynécologiques retentissent sur l'appareil urinaire.

Reins

Les reins sont localisés à hauteur de la 12e vertèbre dorsale et des deux premières vertèbres lombaires. Ils sont donc situés très haut dans le rétropéritoine, notamment le rein gauche. Ils sont longs de 12 cm, larges de 6 cm et épais de 3 cm. Les reins sont situés sous le diaphragme, en arrière du péritoine, en dehors de la saillie de la colonne vertébrale et des gros vaisseaux ; situés dans la loge rénale, vaste loge fibreuse (le feuillet postérieur est le fascia de Zuckerkandl). Le rein lui-même est entouré d'une épaisse graisse « péri-rénale » pouvant atteindre 2, 4, 6 cm, voire plus. La loge rénale a des rapports anatomiques avec les organes intra-péritonéaux (foie, duodénum et côlon à droite; rate, queue du pancréas, angle colique à gauche) et avec les gros vaisseaux. En arrière, le rein repose sur la paroi thoraco-lombaire et notamment sur le diaphragme, la plèvre et le muscle psoas.

La glande surrénale gauche est juste en avant du pilier du diaphragme, allongée le long du pôle supérieur du rein. La surrénale droite, triangulaire, est au sommet du rein droit, rétro-hépatique, amarrée par la veine surrénalienne à la veine cave inférieure.

Le parenchyme rénal est épais de 3 cm de diamètre environ et constitué de la corticale périphérique et de la médullaire, plus centrale, avec les pyramides et les papilles sur lesquelles sont fixés les calices. En dedans, le sinus du rein, avec les vaisseaux et la voie excrétrice, c'est-à-dire les tiges calicielles se réunissent pour former le bassinet :

- l'artère rénale, en général unique (artères multiples dans 30 % des cas environ), née à la hauteur de L1, située derrière la veine rénale (volumineuse) se dirige vers le hile, où elle se divise;
- la veine rénale, elle aussi habituellement unique, est courte à droite. Beaucoup plus longue, la gauche va croiser la face antérieure de l'aorte, pour se jeter, comme la droite, dans la veine cave inférieure. La veine gonadique et la veine surrénalienne y débouchent, alors qu'à droite elles se déversent directement dans la veine cave;
- les cavités pyélo-calicielles sont faites de muscle lisse revêtu d'une muqueuse paramalpighienne (comme la vessie). Elle se contracte régulièrement pour propulser l'urine venue du sommet des pyramides (papilles) dans les calices. Les calices sont en nombre variable; en général, plusieurs petits calices convergent pour former 3 grands calices qui se réunissent pour former un bassinet, lui aussi de forme et de volume variables. C'est parfois un simple entonnoir se prolongeant directement en uretère; à l'opposé, ce peut être un grand réservoir où s'implante l'uretère de façon déclive, réalisant une vraie «jonction pyélo-urétérale» normalement tout à fait large et perméable;
- l'uretère, long de 25 cm, propulse (ondes péristaltiques rythmées par l'importance de la diurèse) l'urine vers la vessie. Il est vertical contre la paroi lombaire, proche de l'aorte à gauche et de la veine cave à droite, puis enjambe le détroit supérieur près de la bifurcation de l'artère iliaque primitive :
  - dans le pelvis masculin, il descend le long de la paroi latérale du pelvis, passe devant l'artère hypogastrique puis chemine sur le muscle releveur, glisse devant le rectum, derrière la vessie, s'insinue entre celle-ci et la vésicule séminale, sous-croise le déférent et traverse enfin obliquement la paroi vésicale (ce trajet oblique

réalisant ainsi un système anti-reflux) pour s'ouvrir dans la vessie à l'angle du trigone, à 2,5 cm de l'autre,
- dans le pelvis féminin, dans son trajet vertical le long de la paroi pelvienne, il sera proche de l'ovaire; plus bas dans son parcours oblique en bas et en avant, il est dans la base du ligament large où il va croiser l'artère utérine. Ce croisement se fait à mi-chemin entre la paroi pelvienne latérale et le bord de l'utérus, à 1,5 cm environ au-dessus et en dehors du dôme vaginal. En fin de trajet, il est à la face antérieure du vagin et pénètre la vessie. On comprend ainsi que les maladies (infectieuses, tumorales) et les interventions chirurgicales portant sur l'appareil génital puissent retentir sur l'uretère et l'obstruer.

Vessie

Chez l'homme

Située derrière la symphyse et la paroi abdominale inférieure, devant le rectum, entre les releveurs, au-dessus de la prostate, la vessie est dans une loge sous-péritonéale difficilement clivable avec celle de la loge prostatique.
En avant, on trouve le cul-de-sac péritonéal et l'espace graisseux rétro et pré-péritonéal dit espace de Retzius; en arrière, sa base répond aux vésicules séminales et à la terminaison du déférent au-dessous du cul-de-sac péritonéal postérieur de Douglas. Le dôme de la vessie, comme la partie supérieure de ses faces latérales, est recouvert de péritoine et répond aux anses grêles, au côlon gauche pelvien, parfois au caecum et à l'appendice.
En bas, la prostate, le bloc prostato-séminal et l'urètre.

Chez la femme

La face postéro-inférieure sous-péritonéale de la vessie répond au col de l'utérus, et dans ses 2/3 inférieurs au vagin (il existe une cloison inter-vésico-vaginale clivable). En bas, le col vésical se prolonge directement avec l'urètre, la base plate, trigonale du réservoir faisant un angle (angulation, facteur de continence) avec l'urètre. Ce dernier, de 3 cm de long, traverse le plancher périnéal engainé par son sphincter strié. Il s'ouvre à 20–25 mm en arrière du clitoris.
Il existe donc un col vésical contractile, assurant une contention passive lorsque le muscle vésical (détrusor) est relâché, un sphincter strié péri-urétral et par ailleurs l'urètre qui, revêtu bien sûr du même épithélium paramalpighien, est un conduit formé de fibres musculaires lisses, toniques.

Appareil génital masculin

La glande prostatique

Elle est située sous la vessie, traversée par l'urètre, en forme de cône tronqué, de la taille d'une châtaigne. Elle repose sur le plancher périnéal, en avant du rectum, en arrière du pubis.
De son « bec » inférieur, entouré par le sphincter strié, sort l'urètre qui va ensuite traverser le plancher périnéal. La prostate est dans une loge fibreuse entre une lame conjonctive antérieure et une aponévrose prostato-péritonéale postérieure. Latéralement, elle est longée par les releveurs de l'anus. En arrière d'elle, dans la même loge, se trouvent les vésicules séminales et les ampoules déférentielles; leur canal commun éjaculateur s'ouvre dans l'urètre sur la partie latérale du veru montanum.

L'urètre

Il fait suite au col vésical. Long de 20 à 30 cm, il a une partie initiale prostatique, qui traverse la glande obliquement et reçoit, outre les canaux éjaculateurs, les canaux excréteurs des glandes prostatiques elles-mêmes. Large et aplati transversalement par les lobes prostatiques, il est situé entre le col (ou sphincter lisse) en haut, fermé naturellement (sauf lors de la miction) et le sphincter strié en bas.
L'urètre membraneux entouré par le sphincter strié s'étend de la prostate jusqu'à la lame fixatrice des corps érectiles. L'urètre spongieux pénètre dans le corps spongieux qui va l'entourer.

La verge (ou pénis)

Terminée en avant par le gland, elle est composée de trois corps érectiles entourés d'enveloppes :

- les deux corps caverneux insérés sur les branches ischio-pubiennes et le corps spongieux médian, qui vient se placer dans la gouttière inférieure que forme la jonction des deux corps caverneux. À leur extrémité antérieure, les deux corps caverneux s'effilent et s'enfoncent dans la base du gland;
- les enveloppes sont la peau, le dartos et le fascia du pénis, fibro-élastique.

Les vaisseaux et les nerfs de la verge sont :

- les artères superficielles, issues des artères honteuses externes et périnéale superficielle;
- les artères profondes irriguent l'urètre et les corps caverneux; ce sont les artères caverneuses, qui s'enfoncent dans les corps caverneux.

Les testicules

Situés initialement dans le ventre, ils ont migré durant la gestation jusqu'au fond des bourses. De 4,5 cm de long sur 2,5 cm de large, entourés d'une albuginée solide, ce sont des glandes formées de lobules drainés par des canaux séminipares. Le parenchyme testiculaire est formé de glandes endocrines. Les voies spermatiques sont formées des tubes droits, du rete testis, puis de l'épididyme qui longe le testicule et qui est en réalité un tube pelotonné sur lui-même auquel fait suite le canal déférent (40 cm de long). Celui-ci, après un trajet intra-funiculaire (dans le cordon), a un parcours inguinal, traversant l'orifice et le canal inguinal, puis une portion pelvienne latéro- puis rétro-vésicale. Il se dilate en « ampoule » pour s'ouvrir dans l'urètre, entre les deux vésicules séminales.

Les vésicules séminales

Elles représentent des diverticules des canaux déférents. Allongées, piriformes, bosselées, elles sont obliques en bas et en dedans.

Les canaux éjaculateurs

Ils sont formés par la jonction des déférents et des vésicules. Leur trajet à travers la prostate la sépare en deux parties. C'est de la partie pré- et sus-spermatique de la prostate que se développe l'adénome ; de la partie périphérique se développe le cancer.

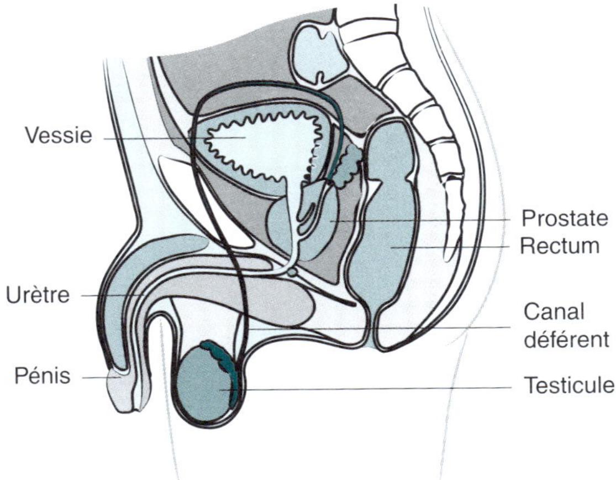

Figure 1. Anatomie de l'appareil génito-urinaire masculin.

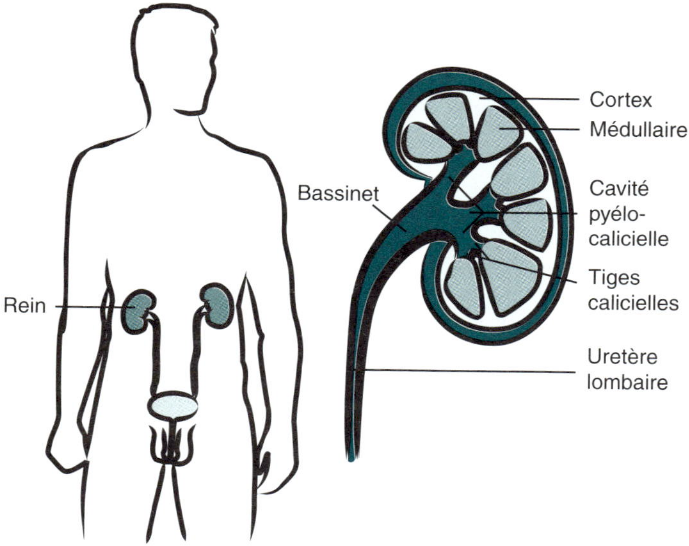

Figure 2. Coupe du rein.

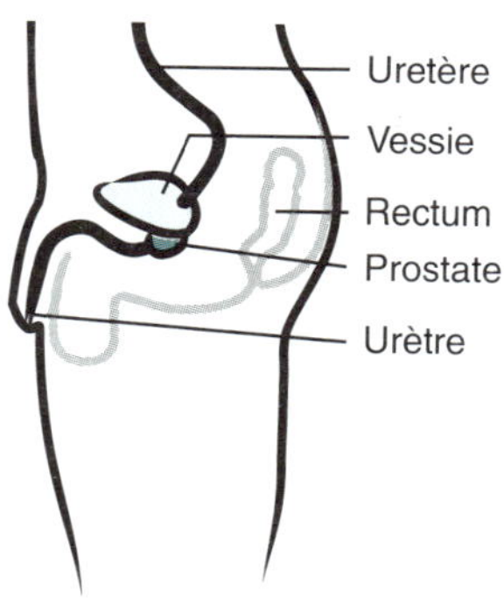

Figure 3. Coupe sagittale de l'arbre uro-génital masculin.

Rappel physiologique concernant l'appareil uro-génital

L'appareil urinaire

Son rôle est d'éliminer par l'urine les déchets – principalement azotés – produits quotidiennement par l'organisme et d'assurer l'équilibre (ionique et hydro-électrolytique) du milieu intérieur. Il participe au maintien et à la régulation d'une pression artérielle normale. Les reins sont ainsi traversés chaque jour par des centaines de litres de sang. Le sang est filtré par les glomérules et réabsorbé au niveau du tubule; l'urine définitive ne représente que quelques millilitres pour plusieurs dizaines, voire centaines de litres de sang traversant chaque heure les reins (1 L d'urine par 24 heures, en moyenne). Le filtre glomérulaire est tel que les grosses protéines et les hématies ne peuvent le traverser, sauf en cas de glomérulopathie (on comprend ainsi que la protéinurie accompagne l'hématurie microscopique). L'urine excrétée au sommet des papilles rénales arrive dans les cavités calicielles où la pression est basse; elle est ensuite « prise en charge » par la voie excrétrice (tiges calicielles, bassinet, uretère), qui la propulse vers la vessie.
La diurèse varie bien entendu avec quantité de facteurs, notamment la boisson. On parle d'oligurie en dessous de 500 mL/24 h et de polyurie au-delà de 3 L/24 h. Les contractions péristaltiques de l'uretère propulsent l'urine rythmiquement jusque dans la vessie. Le rythme est d'autant plus élevé que la diurèse est importante. L'« éjaculation » de l'urine à travers l'orifice urétéral de la vessie se fait avec une pression de 40 cm d'eau, la pression vésicale étant elle, en dehors de la miction, inférieure à 10 cm d'eau. Ainsi, la vessie en phase de repos ou « de diastole » se remplit-elle peu à peu et facilement.

Le remplissage vésical

La capacité vésicale variant de 250 mL à 400 mL selon les individus, le besoin d'uriner est ressenti vers 150 ou 200 mL par étirement de la fibre musculaire vésicale (detrusor). Certes, l'individu peut aller vider sa vessie, mais habituellement le muscle se relâche, la pression intravésicale retombe, l'envie disparaît, le remplissage se poursuit. Un nouveau besoin apparaît. Il devient impérieux vers 300 mL.

La pression durant le remplissage vésical ne dépasse pas habituellement 20 cm d'eau.

La miction normale

Lorsque l'on déclenche la vidange vésicale, on ouvre volontairement le sphincter strié ; en même temps, le muscle vésical se contracte en masse, ce qui ouvre largement le col vésical. La pression augmente jusqu'à 60–70 cm d'eau et la vidange se fait d'un coup, sans effort, complètement, avec un bon jet et un débit d'au moins 15 mL/sec (entre 10 et 30). Il n'y a aucun reflux dans l'uretère en raison du trajet oblique intra-vésical de l'uretère (qui fait que la contraction vésicale écrase la partie terminale de l'uretère) et de la pression intra-urétérale.

Lorsque l'on fait une étude urodynamique, on note ces chiffres. On note également que la miction normale est totale, sans résidu, et que l'individu peut volontairement interrompre et reprendre la miction.

On étudie donc :

- la capacité jusqu'au besoin impérieux ;
- la sensibilité ;
- la compliance : variation de la pression par rapport à la variation de volume ;
- la stabilité : existe-t-il des contractions vésicales non inhibées ?
- la continence : type de fuites, circonstances de survenue.

Une miction normale en qualité et fréquence (4 à 5 fois par 24 h) nécessite donc une vessie de capacité, contractilité et innervation normales et l'absence d'obstacle en aval, ce qui permet une vidange volontaire en une seule fois, complète et aisée.

L'appareil génital

L'appareil génital de l'homme est étudié avec l'appareil urinaire contrairement à celui de la femme, qui relève de la gynécologie. Cependant la proximité du tube génital féminin (en particulier le vagin) et de l'appareil urinaire fait que bien souvent l'un retentit sur l'autre et singulièrement les maladies génitales sur l'uretère, la vessie ou l'urètre, non seulement les tumeurs et les infections, mais aussi la grossesse, l'accouchement, les traumatismes chirurgicaux (ou autres) et le vieillissement. On ne peut étudier l'un en ignorant complètement l'autre.

Chez l'homme, la prostate de par sa situation sous la vessie et autour de l'urètre, est évidemment en rapport étroit : ses « maladies », son augmentation de volume, vont se traduire toujours par des symptômes urinaires et non pas génitaux. La fonction principale de la prostate

est de sécréter et de stocker le liquide séminal, l'un des constituants du sperme.
Les testicules fabriquent l'hormone mâle (testostérone) et les spermatozoïdes qui progressent à travers l'épididyme, puis le déférent, pour être mis en réserve dans les ampoules déférentielles.
Lors de l'orgasme, l'éjaculat (4 à 6 cm^3) est formé principalement – en quantité – de liquide prostatique (dont la composition permet la survie des spermatozoïdes) et de liquide séminal venant des vésicules du même nom et comportant des millions de spermatozoïdes.
Lors de l'érection, les corps caverneux (fixés sur les branches ischio-pubiennes et allant jusqu'au gland à l'extrémité de la verge) se remplissent de sang qui bloqué dans les alvéoles caverneuses, les « rigidifie ». L'érection nécessite toutefois des conditions anatomiques, vasculaires, physico-chimiques et psychiques diverses. L'impuissance est une « maladie » fréquente, d'autant que l'homme est psychiquement fragile et peut devenir impuissant même lorsque tout est anatomiquement normal. Les progrès thérapeutiques récents, surtout depuis 20 ans, sont immenses et permettent de pallier cette infirmité.

PARTIE 3

Pathologies

1. Hématurie

Définition et physiologie

À explorer systématiquement lorsque le patient a plus de 50 ans, tabagique.

Physiopathologie et mécanismes d'adaptation

- Hématurie microscopique avec BU positive : attention aux antiseptiques et aux pigments. À confirmer par ECBU ou HLM.
- Hématurie macroscopique : attention aux urétrorragies, métrorragies, *Rifadine*, *Flagyl*, betteraves…

Étiologie

- Infection urinaire bactérienne ou parasitaire.
- Cancer de la prostate.
- Cancer de la vessie et VES : tabac, AINS analgésiques, profession à risques, radiothérapie, chimiothérapie.
- Endométriose.
- Si post-infections ORL, glomérulonéphrites.
- Polykystose rénale.
- Colique néphrétique, lithiase urinaire.
- Drépanocytose.
- AVK.

Diagnostic

Examen clinique

Fosses lombaires, organes génitaux externes, œdèmes des membres inférieurs, HTA, touchers pelviens, état cutané.

Examens complémentaires

- ECBU, protéinurie et parasitologie des urines de 24 h.
- Cytologie urinaire :
  - si cylindres hématiques et protéinurie = évoque une origine rénale;
  - si caillot = évoque une origine urologique (rein, vessie, prostate).
- Cytodiagnostic urinaire (cellules malignes).
- Échographie réno-vésico-prostatique, voire uro-TDM.

- Urétrocystoscopie sous AL si BU négative.
- NFS, plaquettes, bilan d'hémostase, ionogramme sanguin, créatinémie.

Traitement – Comprendre les prescriptions

Traitement des formes terminales/sévères

- En cas de caillotage : contre-indication au drainage sus-pubien, décaillotage à sonde vésicale à gros œillet.
- En cas de déglobulisation : transfusion.
- Cancer vésical.

Conduite à tenir IDE

Caillotage vésical et hématurie majeure

Accueil du patient Compétence 1

Recueil des éléments de l'anamnèse participant à la bonne connaissance de la santé du patient (tabagisme, traitement anticoagulant, cancer connu, fièvre, lithiase, tuberculose).

Prise de constantes Compétence 1

- Hémodynamique : tension artérielle, pouls +++.
- Température +++.
- EVA +++.
- Bandelette urinaire

Recherche des signes de gravité Compétence 1

En cas de signes de gravité (hypotension, rétention aiguë d'urines) Compétence 4

- Laisser à jeun, monitoring cardio-tensionnel.
- Appel du médecin en urgence.
- En attendant, rassurer le patient, poser une voie veineuse périphérique et prélever NFS, groupe sanguin et RAI.
- Préparer le matériel de sondage et de décaillottage (champ stérile, compresses, antiseptiques, gants stériles, cupule avec eau stérile, seringue de 50 mL à gros embout, sonde vésicale avec œillets multiples, sonde vésicale double courant).

En cas d'absence de signes de gravité Compétence 4

- Installer le patient avec voie veineuse périphérique, repos au lit, bien boire.
- Évaluer la douleur.
- Mise en route du traitement médical antalgique.
- Surveillance tension artérielle et diurèse.

☛ *Lavage et irrigation sur sonde*

Définition/indication : devant toute hématurie avec caillot cliniquement, échographiquement (décaillotage), en post-opératoire d'une résection trans-urétrale de prostate ou de vessie, d'une pose de sonde urétérale ou de néphrostomie. Vérifier la perméabilité. ▶

pathologies

Conduite à tenir IDE

Matériel nécessaire :
Lavage : seringue de 50 ou 20 mL selon la sonde, sérum physiologique, gants stériles, compresses avec antiseptiques.
Irrigation : sonde vésicale double courant (triple voie) avec une tubulure d'irrigation, un sac de recueil de 3 L et une irrigation de 3 L également.
Précaution : n'injecter que 2 mL lors du lavage sur sonde urétérale ou de néphrostomie.
Complications : défaillance hémodynamique par déglobulisation, fièvre, rétention aiguë d'urines.
Surveillance : quantification et qualité (caillot, couleur) de la diurèse, température, hémodynamique. NFS, bilan de coagulation, créatinémie.

Évalution de l'efficacité du traitement Compétence 5

2. Dysfonction érectile

Définition et physiologie

Difficulté à obtenir une rigidité de la verge suffisante pour permettre la pénétration vaginale et le déroulement de l'acte sexuel jusqu'à l'éjaculation.

Plusieurs synonymes : impuissance, trouble de l'érection, insuffisance érectile.

À ne pas confondre avec la stérilité, l'anorgasmie, la baisse de la libido ou les troubles de l'éjaculation.

Épidémiologie

20 % de la population masculine, en augmentation avec l'âge.

Physiopathologie et mécanismes d'adaptation

Au repos, la verge est dite flaccide par la contraction des fibres musculaires lisses sous stimulation adrénergique. En état d'excitation, la verge en érection est rigide par vasodilatation et engorgement sanguin des corps caverneux sous stimulus parasympathique.

Étiologie

- *Causes psychologiques* (70 %) : dépression, stress, anxiété, angoisse de la performance.
- *Causes organiques* (5 %) :
  - neurologiques (Parkinson, AVC, SEP, traumatisme médullaire, démence, neuropathies périphériques liées au diabète, à l'alcoolisme, à l'amylose, à des carences vitaminiques) ;
  - vasculaires (athérosclérose, diabète), hormonales (hypogonadisme, hyperprolactinémie) ;
  - tissulaires (priapisme, maladie de la Peyronie, fracture des corps caverneux, phimosis) ;
  - métaboliques (insuffisance rénale, hépatique, surrénalienne, diabète, dysthyroïdie, acromégalie, obésité, hémochromatose).
- *Causes iatrogéniques* : médicaments (anti-hypertenseurs, œstrogènes, anti-androgènes, psychotropes), chirurgie pelvienne, radiothérapie.
- *Causes toxiques* : tabac, alcool, cannabis, cocaïne, héroïne.
- *Vieillissement* = andropause = DALA (déficit androgénique lié à l'âge).
- *Causes multifactorielles* (25 %).

Diagnostic

Signes fonctionnels

Interrogatoire policier à la recherche des causes, description des troubles avec la partenaire, qualité de la libido, situation personnelle et professionnelle, répercussion.
Début, facteur déclenchant, vie affective, personnalité, érections nocturnes, libido, éjaculations.

Examen clinique

- Étude des caractères sexuels secondaires.
- Examen des organes génitaux externes (testicules, prépuce, pénis).
- Toucher rectal.
- Palpation des pouls.
- Examen neurologique du périnée.
- Globe vésical.

Examens complémentaires

- Biologie : créatinémie, glycémie, PSA.
- Bilan hormonal : testostérone, FSH-LH, prolactine.
- Échographie-Doppler pénienne (avec test érectile).

Traitement – Comprendre les prescriptions

Mesures générales

- Prise en charge psychologique +++ : psychothérapie comportementale. Continuer à suivre le patient en consultation.
- Arrêt de l'alcool, du tabac et des médicaments potentiellement responsables.

Médicaments

- Sildénafil (*Viagra*), tadalafil (*Cialis*), vardénafil (*Levitra*) efficace à 70 %, contre-indiqué si dérivés nitrés, AVC.
- Alpha-bloquant (*Yohimbine*) efficace à 30 %.
- Androgénothérapie substitutive en cas d'andropause : supplémentation en testostérone.
- Injections intracaverneuses (*Alprostdil Edex*). Attention au priapisme.

Alternatives

- pompes à dépression (*Vacuum*).

Traitement des formes terminales/sévères

- Pompe à dépression (*Vacuum*).
- Prothèses péniennes d'érection.

Comprendre les règles de prescriptions

Pas plus d'une injection intra-caverneuse par jour sinon risque majeur de priapisme.

Conduite à tenir IDE

En cas de priapisme

Priapisme : érection prolongée, douloureuse et irréductible survenant en dehors de toute stimulation et n'aboutissant pas à l'éjaculation.

Accueil du patient Compétence 1

Décubitus dorsal, déshabiller entièrement le patient.
Monitoring cardio-tensionnel.

Prise de constantes Compétence 1

Pouls, tension artérielle, douleur.

Recherche des signes de gravité Compétence 1

Érection de durée prolongée > 4 heures.

En cas de signes de gravité Compétence 4

Injection intra-caverneuse d'un alpha-stimulant *Effortil* (favorisant la contraction).

En cas d'absence de signes de gravité Compétence 4

Ponction médicale d'un des corps caverneux et lavage au sérum physiologique.

3. Hypercalcémie

Définition et physiologie

Calcémie > 2,6 mmol/L.
Attention : interpréter la calcémie corrigée en fonction de la protidémie ou de l'albuminémie.
Si les protéines sont hautes, la calcémie est faussement élevée.

Diagnostic

Signes cliniques : anorexie, constipation, vomissement, douleurs abdominales; somnolence, confusion; tachycardie, hypotension, arrêt cardio-respiratoire; polyuro-polydypsie, déshydratation.
ECG en urgence +++.

Étiologie

Hyperparathyroïdie, cancer, excès en vitamine D, sarcoïdose, tuberculose, médicaments, immobilisation.

Traitement

Passage en unités de soins intensifs si > 3,5 mmol/L avec surveillance sous monitoring cardio-tensionnel, diurèse forcée par hyperhydratation, calcitonine, biphosphonates, corticothérapie voire épuration extra-rénale.

Conduite à tenir IDE

Hypercalcémie

Accueil du patient Compétence 1

Recueil des observations participant à la bonne connaissance de la santé du patient (cancer connu, traitement, insuffisance rénale).

Prise de constantes Compétence 1

- Hémodynamique : tension artérielle, pouls puis monitoring cardio-tensionnel.
- Évaluation de la douleur +++.
- Température, diurèse.
- État d'hydratation et état neurologique.
- Calcium selon la protidémie puis ECG en urgence.

Recherche des signes de gravité Compétence 1

Ca > 3,5 mmol/L

En cas de signes de gravité Compétence 4

- Laisser à jeun.
- Appel du réanimateur en urgence.
- En attendant, arrêter les apports calciques, poser une voie veineuse périphérique et hydrater.

En cas d'absence de signes de gravité Compétence 4

- Installer le patient avec voie veineuse périphérique.
- Surveillance température, diurèse, état neurologique et d'hydratation.

Évaluation de l'efficacité du traitement Compétence 5

4. Hypocalcémie

Définition et physiologie

Calcémie < 2,2 mmol/L.
Attention : interpréter la calcémie corrigée en fonction de la protidémie ou de l'albuminémie.
Si les protéines sont basses, la calcémie est faussement basse.

Diagnostic

Asthénie, fatigabilité, confusion, hallucinations, paresthésies, tétanie tremblements.
ECG en urgence +++.

Étiologie

Hypoparathyroïdie, insuffisance rénale, pancréatite, sepsis, déficit en vitamine D, résection digestive, insuffisance hépatique, traitement anticonvulsivant.

Traitement

Calcium *per os* ou IVL (gluconate de calcium) + vitamine D.
Corriger un déficit combiné en magnésium.

5. Colique néphrétique

Définition et physiologie

Mise en tension brutale des cavités pyélo-calicielles et de la voie excrétrice urinaire supérieure par la présence d'un obstacle sur son trajet, entraînant une symptomatologie très douloureuse. Pronostic vital jamais engagé dans la forme simple.

Étiologie

- *Obstacle luminal* : lithiase urinaire (80 % des coliques néphrétiques), parasitose, caillot, corps étranger.
- *Obstacle pariétal* : syndrome de la jonction, bilharziose, tumeur.
- *Obstacle extrinsèque* : ganglions, fibrome, cancer, anévrysme, fibrose.

Diagnostic

Signes fonctionnels

Douleur lombaire, unilatérale, se manifestant par une crise paroxystique violente, irradiant vers l'aine, la fosse iliaque et les organes génitaux externes; le plus souvent accompagnée d'agitation, de nausées et vomissements et de signes urinaires.

Examen clinique

À la recherche d'une complication +++ (fièvre).

Examens complémentaires

- *Confirmation diagnostique* : bandelette urinaire (hématurie), ASP de face couché, échographie rénale (dilatation des cavités). Si doute, uroscanner.
- *Élimination d'une complication* : température, ECBU si BU positive, créatinémie, bilan pré-opératoire si forme compliquée.

Évolution

Simple, par élimination spontanée du calcul si diamètre < à 5 mm.
Compliquée si femme enceinte, colique néphrétique hyperalgique, pyélonéphrite aiguë obstructive, infections urinaires chroniques, rein unique, obstruction chronique (urétéro-hydronéphrose, destruction du parenchyme rénal), récidive.

Traitement – Comprendre les prescriptions

Mesures générales

- Soulager le patient.
- Repos au lit.
- Restriction hydrique en phase algique.
- Bilan radiologique.
- Traitement curatif.

Médicaments

- Anti-inflammatoires non stéroïdiens : kétoprofène (*Profenid*), diclofénac (*Voltarène*) initialement par voie parentérale puis relais *per os*.
- Antalgiques simples : paracétamol.
- Antispasmodique : phloroglucinol (*Spasfon*).

Traitement des formes terminales/sévères

Hospitalisation si crise hyperalgique avec échec des médicaments précédents, forme compliquée (femme enceinte, anurie, fièvre) :

- traitement antalgique par morphiniques ;
- drainage des cavités rénales en urgence si fièvre, par endoscopie (sonde urétérale ou sonde double J) ou percutanée (néphrostomie).

Comprendre les règles de prescriptions

Tamisage des urines, douleur, température, diurèse, fonction rénale.

Conduite à tenir IDE

Accueil du patient Compétence 1

Recueil des observations participant à la bonne connaissance de la santé du patient (fièvre, anurie, grossesse, insuffisant rénal préalable).

Prise de constantes Compétence 1

- Hémodynamique : tension artérielle, pouls.
- Bandelette urinaire +++.
- Température +++.
- EVA +++.

Recherche des signes de gravité Compétence 1

Femme enceinte, insuffisance rénale connue, rein unique, température, hyperalgie, anurie.

En cas de signes de gravité Compétence 4

- Laisser à jeun.
- Appel du médecin en urgence.
- En attendant, rassurer le patient, poser une voie veineuse périphérique et lui expliquer le principe du drainage des urines en urgence.

En cas d'absence de signes de gravité Compétence 4

- Installer le patient avec voie veineuse périphérique, repos au lit et restriction hydrique.
- Évaluer la douleur.
- Mise en route du traitement médical antalgique et tamiser les urines.
- Surveillance température et diurèse.

☛ *Drainage du haut appareil urinaire (rein) en urgence*

- **Indication** : IRA sur obstacle (cancer pelvien, lithiase, fibrose, grossesse, traumatisme), préparation à l'endoscopie, post-opératoire, fistule.
- **Matériel nécessaire** :

Sonde urétérale : dérivation provisoire des urines après intervention sur le haut appareil ou obstacle, mise en place par voie rétrograde sous contrôle endoscopique et amplificateur de brillance par une sonde CH 6 à 8.

Endoprothèses autostatiques = sonde en double J : dérivation interne

Conduite à tenir IDE

des urines des reins à la vessie CH 7 (post-drainage par sonde urétérale) à 14 (rétrécissement urétérale, syndrome de la jonction pyélo-urétérale, anastomose urétéro-iléale). Toujours privilégiées lorsque les conditions anatomiques le permettent.

- **Déroulement** :

Sous rachianesthésie ou anesthésie générale.
Position gynécologique basse.
Cystoscopie première.
Urétéropyélographie rétrograde
Monter sur fil guide métallique ou à l'aveugle avec un mandrin (fausses routes +++).

- **Complications** :

Échec, donc indication de néphrostomie percutanée sous échographie (ponctionner par voie percutanée les voies urinaires intrarénales et mettre en place un cathéter de drainage externe) avec pansement stérile à la sortie de la sonde (reliée à un collecteur stérile), changé tous les jours, pour éviter l'infection.
Sonde bouchée par du sang, du dépôt (lavage) : signes d'obstruction (douleur, fièvre, diurèse diminuée).
Infections, cristallisation, fistule.
Complication de l'alitement.
Perte de la sonde urétérale (bien fixer par fil plus pansement).

- **Surveillance** :

Fièvre, diurèse, douleur.
Changement régulier tous les 4 mois, ablation sous cystoscopie.
ECBU, créatinémie, ASP (incidences face et 3/4), lithiase urinare.

6. Lithiase urinaire

Définition et physiologie

Présence de calculs dans l'arbre urinaire.

Épidémiologie

Prévalence de 3 %, 2 fois plus fréquente chez l'homme que chez la femme. Découverte entre 30 et 50 ans.

Physiopathologie et mécanismes d'adaptation

Par une diurèse insuffisante et une modification du pH, les urines se concentrent et se saturent en un sel lithogène qui se cristallise, constituant ainsi un calcul qui augmente de volume jusqu'à obstruer la voie excrétrice.

Les calculs peuvent être de deux types :

- *calciques* dans 90 % des cas et donc radio-opaques : oxalate ou phosphate de calcium favorisée par l'hypercalciurie et l'hyperoxaliurie ;
- *non calciques* :
  - radio-opaques : phospho-ammionaco-magnésiens (struvite) à pH alcalin par infections urinaires (rapidement coralliformes), cystine à pH acide,
  - radio-transparents : acide urique, xanthine, médicamenteux (anti-rétroviraux).

Étiologie

- *Facteurs favorisants* : alimentation riche en calcium, protéines, purine, sel, sucre raffiné, hydratation insuffisante (été +++), sédentarité, obésité, haut niveau socio-économique.
- *Anomalies de la voie excrétrice* :
  - *congénitales* : maladie de Cacchi et Ricci, mégacalicose, kystes parapyéliques, polykystose rénale, rein en fer à cheval, malrotation rénale, syndrome de la jonction pyélo-urétérale, méga-uretère, reflux vésico-urétéral, urétérocèle, duplicité pyélo-urétérale, diverticules pyélo-caliciels, vessie neurogène ;
  - *acquises* : corps étrangers, compression urétérale extrinsèque (adénocarcinome pancréatique), obstacle cervico-prostatique (hypertrophie bénigne de prostate, sclérose du col vésical).

- *Infections urinaires* à *Proteus mirabilis, Klebsiella.*
- *Lithiase calcique* :
  - primitive dans 90 % des cas avec hypercalciurie et/ou hyperoxalurie;
  - secondaire : hypercalciurie avec hypercalcémie (hyperparathyroïdie, sarcoïdose, myélome, métastases osseuses, intoxication à la vitamine D), hypercalciurie sans hypercalcémie (apport exogène, hypercorticisme, hyperthyroïdie, immobilisation, Paget), hyperoxalurie (maladie de Crohn, maladie cœliaque, malabsorption, intoxication à la vitamine C).
- *Lithiase urique* : goutte, alimentation, hémopathies, syndrome de lyse tumorale (chimiothérapie), iatrogènes (*Desuric, Cordarone*, thiazidiques).
- *Lithiase de cystine*, de xanthine : maladie lithiasique héréditaire.

Diagnostic

Signes fonctionnels

- Colique néphrétique +++ : douleur lombaire, unilatérale, par crise paroxystique violente, irradiant vers l'aine, la fosse iliaque et les organes génitaux externes; agitation, nausées, vomissements. Le patient est agité et ne trouve pas de position antalgique.
- Autres : découverte fortuite en imagerie, lombalgie chronique, impériosités et pollakiurie, hématurie, pyélonéphrite aiguë obstructive, insuffisance rénale aiguë et chronique.

Examen clinique

Douleur à l'ébranlement de la fosse lombaire.

Examens complémentaires

Devant une colique néphrétique

Confirmation diagnostique

Bandelette urinaire (hématurie), ASP de face couché, échographie rénale (dilatation des cavités). Si doute, uroscanner.

Élimination d'une complication

Température, ECBU si BU positive, créatinémie, bilan préopératoire si forme compliquée.

Bilan complémentaire en dehors de l'urgence

Bilan métabolique

- Analyse spectro-photométrique infra-rouge (SPIR) du calcul : méthode optimale pour en déterminer la composition.
- Dans le sang à jeun : urémie, créatinémie, calcémie, uricémie, phosphorémie, protéines sériques et réserve alcaline.
- Dans les urines de 24 heures : créatinurie, calciurie, uricurie, urée, natriurie, volume total, phosphaturie.
- Dans les urines du matin : pH, cristallurie, densité.

Bilan radiologique

UroTDM, uroIRM ou UPR.

Évolution

Simple par élimination spontanée si < 5 mm.
Compliquée si femme enceinte, colique néphrétique hyperalgique, pyélonéphrite aiguë obstructive, infections urinaires chroniques, rein unique, obstruction chronique (urétéro-hydronéphrose, destruction du parenchyme rénale), récidive.

Traitement – Comprendre les prescriptions

Mesures générales

Soulager le patient aux urgences en cas de crise de colique néphrétique (repos au lit, restriction hydrique) puis bilan radiologique.
Traitement curatif à distance de la crise après bilan métabolique.
Traitement préventif.

Médicaments

Traitement de la colique néphrétique

- Anti-inflammatoires non stéroïdiens : kétoprofène (*Profénid*), diclofénac (*Voltarène*) initialement par voie parentérale puis relais *per os*.
- Antalgiques simples : paracétamol.
- Antispasmodique : phloroglucinol (*Spasfon*).
- Morphiniques si inefficaces.

Traitement curatif de la lithiase urinaire

- Traitement médical : dissolution du calcul urique par alcalinisation des urines par de l'eau de Vichy, diurèse > 2 L avec contrôle du pH qui doit rester inférieur à 7.

- Traitement urologique si les calculs ne sont pas évacués spontanément :
  - lithotritie extracorporelle (LEC) qui fragmente les calculs par onde de choc (existe différents types de générateurs). Indiquée pour calcul de moins de 25 mm. Contre-indication : infection urinaire, troubles de la coagulation, grossesse;
  - urétéroscopie +/– laser si échec;
  - néphrolithotomie percutanée lorsque calculs > 25 mm;
  - chirurgie ouverte (néphrolithotomie, pyélotomie, néphrectomie partielle ou totale) en dernier recours.

Traitement préventif

- Apports hydriques > 2 L/j +++.
- Lithiase calcique : boissons pauvres en calcium (*Volvic, Evian*), jus d'agrumes, apport calcique normal, diminution de l'apport en sel et en protéines animales et des aliments comme le chocolat, le thé, la vitamine C.
- Lithiase cystinique : 3 à 4 L d'eau de Vichy par jour, *Trolovol* si inefficace.
- Lithiase urique : eau de Vichy, régime normoprotidique pauvre en purines (charcuterie, abats, crustacés). Allopurinol (*Zyloric*) si besoin.
- Lithiase phospho-ammoniaco-magnésien : stérilisation des urines par antibiothérapie.

Traitement des formes terminales/sévères

Traitement chirurgical des anomalies anatomiques.

7. Insuffisance rénale chronique

Définition et physiologie

Élévation inéluctable de l'urée et de la créatinémie par incapacité irréversible du rein à jouer son rôle d'épurateur des déchets azotés.

Épidémiologie

Incidence : 110 nouveaux malades/an/1 000 000 habitants soit 7 000 nouveaux patients par an en France.
Augmentation avec l'âge, en particulier dès 60 – 75 ans (45 %).
Liée au vieillissement de la population, on note l'augmentation du diabète et de la néphropathie vasculaire.
Prévalence : 630 malades par million d'habitants avec 30 000 dialysés et 10 000 transplantés.

Physiopathologie et mécanismes d'adaptation

- *Facteur de risque* : âge, diabète, sexe masculin, sujet noir, facteur génétique.
- *Facteurs de progression* : HTA, hyperglycémie, dyslipidémie, tabagisme, protéinurie, apports en protéines, anémie, sexe masculin.
- *Conséquences* : altération de la filtration glomérulaire, accumulation de déchets azotés, altération des tubules, troubles hydro-électrolytiques, altération endocrinienne (EPO, calcium, vitamine D).
- *Attention aux évènements aigues* : déshydratation extracellulaire, AINS, IEC, obstacle, produit de contraste, pyélonéphrite.
- *Classification* en fonction de la clairance de la créatininémie (ANAES) :
  - stade I : Cl > 90 mL/min ;
  - stade II : Cl ≥ 60 mL/min ;
  - stade III : Cl ≥ 30 mL/min = IRC modérée ;
  - stade IV : Cl ≥ 15 mL/min = IRC sévère ;
  - stade V : Cl < 15 mL/min = IRC terminale.

Étiologie

- Néphropathie vasculaire = néphroangiosclérose.
- Néphropathie diabétique.
- Glomérulonéphrites chroniques primitives = maladie de Berger.
- Néphropathies interstitielles chroniques.
- Néphropathies héréditaires.
- Maladies de système.

Diagnostic

Signes fonctionnels

Altération de l'état général, prurit, signes urinaires.

Examen clinique

- TA.
- Surdité (syndrome d'Alport).
- Contact lombaire.
- Touchers pelviens.

Examens complémentaires

- Mesure du débit de filtration glomérulaire ou de la clairance de la créatinémie par recueil urinaire ou estimation par la formule de Cockroft et Gault. Normal entre 100 et 120 mL/min. Non utilisable chez l'enfant, en cas d'IRA, chez les obèses et les âges trop avancés.
- BU, ECBU.
- NFS, calcium, phosphorémie, protidémie.
- Imagerie : échographie abdominale +++, ASP, scanner.

Évolution

- *Évolution cardiovasculaire* : HTA, athérome, cardiopathies.
- *Évolution phosphocalcique* : hypocalcémie, hyperphosphorémie d'où ostéodystrophie rénale (ostéomalacie, médiacalcose, prurit, chondrocalcinose).
- *Évolution acidobasique* : acidose métabolique, hyperkaliémie.
- *Évolution endocrinologique* : goutte, dyslipidémie, impuissance, dénutrition, prurit.
- *Évolution hématologique* : anémie, hémorragie, déficit immunitaire.
- *Complications des traitements de suppléance* : péritonites, dénutrition, obésité, dyslipidémie, complications cardiovasculaires, néoplasie, amylose, complications articulaires, rejet, infections bactériennes, virales.
- Nausées, vomissements, ulcère gastrique, polynévrites, crampes, encéphalopathie.

Traitement – Comprendre les prescriptions

Mesures générales

- Prévention des facteurs de risque cardiovasculaire (HTA +++, tabac, diabète, dyslipidémie). Éviter les médicaments néphrotoxiques (AINS, IEC, produits de contraste) ou les adapter à la clairance.

- Traiter l'anémie (Hb < 11 g/dL) par supplémentation en fer, en vitamine B12 puis EPO (*Eprex, Néorecormon, Aranesp*), les troubles du métabolisme phosphocalcique (carbonate de calcium *Calcidia*, chélateur de phosphore *Rénagel*, *Un-alfa* et *Rocaltrol*).
- Nutrition : régime désodé, pauvre en lipides, protéines, phosphores et potassium +++.
- Vaccination contre l'hépatite B.
- Prévention du capital veineux.
- Traitement de l'hyperkaliémie par *Kayexalate*, de l'acidose (eau de Vichy, bicarbonates), des troubles hydro-électrolytiques.
- Informations sur l'épuration extra-rénale, la dialyse péritonéale, la transplantation rénale.

Traitement des formes terminales/sévères

Traitement de suppléance.

Hémodialyse

Échange de solutés entre le sang et le dialysat par cathéters centraux ou fistules artério-veineuses.
Trois séances par semaine. Très astreignant pour le patient +++.
Restriction hydrique avec diurèse résiduelle.

Dialyse péritonéale

Cathéter dans le cul de sac de Douglas soit continue soit intermittente.

Transplantation rénale

2000/an avec délai d'attente de 3 ans.
Amélioration de la qualité de vie et augmentation de l'espérance de vie, diminution du coût par rapport à la dialyse.
Peu de contre-indications (âge > 65 ans, cancer diagnostiqué < 5 ans) avec règles strictes de compatibilité tissulaire et un bilan complet (groupe sanguin, groupage HLA, sérologies virales) chez le sujet donneur et receveur.
Greffe en fosse iliaque droite préférentiellement, puis traitement immuno-suppresseur à vie pour limiter le rejet avec anticalcineurine *Néoral* ou *Prograf*, corticoïde *Cortancyl*, mycophénolante *Cellcept*.
Surveillance à vie pour guetter l'infection, le cancer, les effets secondaires du traitement, la récidive de la maladie initiale.

Conduite à tenir IDE

Prise en charge infirmière des soins de dialyse

Accueil du patient Compétence 1

- Recueil des observations participant à la bonne connaissance de la santé du patient (motif, antécédent en particulier cardio-vasculaire, traitement en cours, dernière date de dialyse, évènement intercurrent, épisode fébrile, modification du régime alimentaire, des apports hydriques).
- État de la fistule artério-veineuse ou des orifices de cathéter : pouls radial, point de nécrose, rougeur locale, qualité du « thrill ». Pas de ponction veineuse ou de prise de la tension artérielle du côté de la fistule.

Prise de constantes Compétence 1

- Pesée en début et en fin de prise en charge +++.
- Tension artérielle et pouls, température.
- État neurologique.
- Ionogramme sanguin au début et en fin de dialyse. Glycémie si diabète.
- Monitoring cardio-tensionnel à la demande du médecin, oxygénothérapie à la lunette et oxymétrie de pouls également.

Soins infirmier Compétence 2

- Toujours porter des gants +++ et un masque lors des soins.
- Rassurer le patient et l'informer de l'avancement de la dialyse, des effets secondaires, complications habituelles. Établir une relation de confiance car c'est le début d'une prise en charge chronique (3 séances de 4 h par semaine). Éducation du patient en particulier d'un point de vue diététique.
- Ne pas oublier la sonnette +++.
- Soins de fistule artério-veineuse : gants stériles, compresses stériles et antiseptiques, compression du point de ponction en fin de dialyse.
- Bilan entrée/sortie.
- Le malade peut parfois boire, voire manger.

▶

Conduite à tenir IDE

- Tout doit figurer clairement dans un cahier de transmission écrit lisiblement.
- Hygiène irréprochable de tout le matériel (lit, matelas, scope, machine, sol) entre chaque patient.

Recherche des signes de gravité Compétence1

En cas de signes d'hypotension Compétence 4

- Savoir les rechercher dès les premiers signes : agitation, myodésopsies (mouches volantes), acouphènes, douleurs abdominales, bâillements.
- Puis, lever les jambes, prévenir le médecin.
- Arrêter la machine, perfusion de macromolécules. Oxygénothérapie si besoin.
- Débuter parfois une transfusion sanguine.

En cas de fièvre Compétence 4

- Prévenir le médecin.
- NFS et CRP et des prélèvements bactériologiques (série d'hémocultures).
- Voir ablation d'un cathéter comme porte d'entrée infectieuse.
- Puis débuter une antibiothérapie.

En cas de perte d'aiguille, de saignements Compétence 4

- Faire un point de compression, arrêter la machine et prévenir de toute urgence le médecin.

En cas de crampes Compétence 4

- Prévenir le médecin.
- Baisser l'ultrafiltration, perfuser du sérum salé.

Évalution de l'efficacité du traitement Compétence 5

Conduite à tenir IDE

Prise en charge infirmière des soins aux transplantés rénaux (post-opératoire précoce)

Accueil du patient Compétence 1

Recueil des observations participant à la bonne connaissance de la santé du patient (antécédents médico-chirurgicaux, allergie, traitement immuno-suppresseur, statut sérologique, moyen d'épuration antérieure, date de la greffe, délai d'attente, don intrafamilial, observance).

Prise de constantes Compétence1

- Monitoring cardio-tensionnel avec surveillance horaire :
  - de la tension artérielle +++;
  - du pouls;
  - de la fréquence respiratoire et oxymétrie de pouls;
  - de la température ++;
  - de la diurèse +++ (quantité et aspect);
  - de l'état neurologique;
  - de la douleur ++.
- Poids quotidien.
- Surveillance de la cicatrice du greffon, des voies veineuses, des drains.

Recherche des signes de gravité Compétence 1

En cas de signes de gravité : le rejet +++. Compétence 4

- Tableau clinique associant fièvre, douleur abdominale, oligo-anurie et insuffisance rénale aiguë.
- Surveillance pluri-quotidienne de la créatinémie et de la kaliémie. Se méfier de la fièvre, des modifications de la tension artérielle et de la diurèse, en suivant le protocole de compensation du service.
- Prévenir le médecin dès l'obtention des résultats.

▶

Conduite à tenir IDE

En cas d'absence de signes de gravité Compétence 4

S'intéresser à l'état psychologique du patient, répondre à ses questions en particulier concernant la diététique (peu de sel, de glucides, riche en protéines car sous corticothérapie et les boissons (se réhabituer à boire 2 à 3 L/jour), insister sur une observance maximale par rapport à son traitement immuno-suppresseur et connaître les signes d'infections opportunistes (fièvre, signes fonctionnels urinaires, dyspnée, diarrhée) et de surdosage médicamenteux (céphalées, tremblements, gingivorragies).

Évalution de l'efficacité du traitement Compétence 5

8. Insuffisance rénale aiguë

Définition et physiologie

Diminution rapide du débit de filtration glomérulaire avec augmentation brutale de la créatinémie.
Urée > 8 mmol/L, créatinémie > 120 µmol/L et clairance < 50 mL/min.
Avec oligurie ou anurie.
Le plus souvent réversible.

Étiologie

Post-rénale = obstructive (10 %) = origine urologique

Un obstacle sur les voies urinaires d'origine prostatique, lithiasique, par une masse, une tumeur ou de la fibrose pelvienne.

Pré-rénale = fonctionnelle (30 %)

Secondaire à une hypoperfusion rénale par hémorragie, diarrhée, vomissements, brûlures, diabète, diurétiques, AINS, IEC, syndrome de levée d'obstacle, état de choc, insuffisance cardiaque, hépatique ou syndrome néphrotique.

Rénale, parenchymateuse = organique (60 %)

Par :

- nécrose tubulaire, 80 % : lyse tumorale, antirétroviraux, myélome, choc, hémolyse, iatrogènes (aminosides, produit de contraste, chimiothérapie, ciclosporine, antibiotiques, rhabdomyolyse);
- néphropathie interstitielle, 10 % : infections, immunoallergique, sarcoïdose;
- néphropathie vasculaire, 5 % : thrombose des veines ou des artères rénales;
- glomérulonéphrite 5 %.

Diagnostic

Signes fonctionnels

Troubles digestifs, cardiovasculaires, respiratoires, asthénie, lombalgies, fièvre, signes urinaires.

Examen clinique

- Éliminer une rétention aiguë d'urines.
- Post-rénale : douleur lombaire, hématurie.
- Pré-rénale : tableau de déshydratation extra-cellulaire avec perte de poids, pli cutané, hypotension artérielle, tachycardie, hypotonie des globes oculaires.
- Rénale : OMI, HTA.

Examens complémentaires

- Biologie : NFS-plaquettes, hémostase, ionogramme sanguin et urinaire, bilan hépatique, urée, créatinémie, glycémie, protidémie, calcémie, phosphorémie, gazométrie artérielle, lactate, LDH, haptoglobine, schizocytes, CPK.
- Bilan immunologique (anticorps).
- BU, ECBU, protéinurie des 24 h.
- Imagerie : ASP, échographie, contre-indication à l'injection d'iode (scanner).

Évolution

- Gravité si kaliémie < 6,5 mmol/L, convulsion, OAP, hémorragie digestive, IRA sur IMV, acidose.
- Mortalité.
- Complications de la réanimation, complication métabolique, infections nosocomiales, hémorragie digestive, complications cardiovasculaires (MTE, IDM, AVC).

Traitement – Comprendre les prescriptions

Mesures générales

- Urgence médicale +++.
- Surveiller la diurèse +++.
- Réduction des apports sodés et potassiques.
- Traitement selon la cause :
  - post-rénale : drainer les urines en asepsie stricte en prévenant l'hémorragie *a vacuo* et le syndrome de levée d'obstacle ;
  - prérénale : sérum salé, expansion volémique si besoin ;
  - rénale : diurétiques.
- Attention à l'hyperkaliémie et l'acidose.
- Prévention de l'ulcère de stress par des inhibiteurs de la pompe à protons type *Mopral*.
- Arrêt des médicaments néphrotoxiques.
- Attention à l'iode.

Traitement des formes terminales/sévères

Épuration extra-rénale.

Comprendre les règles de prescriptions

Poids, TA, pouls, diurèse.
Ionogramme sanguin +++.

9. Infection urinaire

Définition et physiologie

Infection de l'urothélium selon le résultat de l'ECBU : leucocyturie $> 1 \times 10^4$ cfu/mL + bactériurie $> 1 \times 10^5$ cfu/mL + un seul germe isolé.

Épidémiologie

- Première cause d'infection.
- 50 % des femmes adultes (au début de la sexualité, grossesse, ménopause).
- Plus fréquents chez les garçons que chez les filles en pédiatrie : malformations +++.
- 50 % des infections nosocomiales.

Physiopathologie et mécanismes d'adaptation

Germes : bacilles à Gram négatif :
- 80 % *Escherichia coli*;
- 10 % *Proteus*;
- 8 % *Klebsiella*.

Infection ascendante le long de l'urètre qui est court (chez la femme), favorisée par les rapports sexuels.

Étiologie

Facteurs favorisants

Rapports sexuels, brides hyménéales, diurèse insuffisante, lithiase urinaire, sténose de l'urètre, hypertrophie bénigne de prostate, reflux vésico-urétéral, ménopause et grossesse, vêtements moulants, constipation, infection génitale, bilharziose, défaut d'hygiène périnéale.

Attention aux situations à risque de complications

- Terrain : grossesse, diabétique, immunodépression.
- Anomalies anatomo-fonctionelles : malformation de l'appareil urinaire, prolapsus, vessie neurologique, insuffisance rénale, polykystose rénale, obstacle urinaire.

Leucocyturie aseptique

Tuberculose, décapitation de l'infection par antibiothérapie, *Chlamydia*, mycoplasmes, bilharziose, néphropathie interstitielle chronique, diabète, aplasie, tumeur vésicale, lithiase urinaire, cystite radique, vessie iléale.

Diagnostic

Signes fonctionnels

- Signes urinaires : dysurie, brûlures à la miction, pollakiurie, impériosités.
- Douleur suspubienne.
- Apyrexie.

Examen clinique

À la recherche de signes de pyélonéphrite aiguë (douleur lombaire, fièvre).

Examens complémentaires

BU

Attention aux faux négatifs liés à certains germes comme *Pseudomonas*, *Acinetobacter*, staphylocoque ; à réaliser systématiquement en cas de : pollakiurie, incontinence, hyperdiurèse ou de diabète.

ECBU +++

Asepsie stricte, en milieu de jet, avant toute antibiothérapie, conservé à 4 °C avec transport rapide.

Diagnostic

Leucocyturie	Bactériurie	Diagnostic
$> 1.10^4$	1.10^5	Infection urinaire
$< 1.10^4$	$< 1.10^3$	Pas d'infection urinaire
$< 1.10^4$	$\approx 1.10^3$	Souillure → Nouvel ECBU
$> 1.10^4$	1.10^3 à 1.10^5	Infection urinaire possible → Nouvel ECBU
$> 1.10^4$	$< 1.10^3$	Leucocyturie aseptique
Bactériurie asymptomatique = colonisation avec 2 ECBU avec leucocyturie $> 1.10^4$, bactériurie $> 1.10^5$ et un germe retrouvé sans signe clinique.		

Évolution

Guérison.
Pyélonéphrite.

pathologies

Traitement – Comprendre les prescriptions

Mesures générales

Bien boire.
Prévention des récidives.
Jus de Canneberge : 50 mL / jour

Médicaments

- Antibiothérapie +++ :
  - traitement « minute » par *Monuril, Uniflox* si femme de moins de 65 ans, non enceinte, non diabétique, sans malformation de l'appareil urinaire ;
  - traitement de 3 à 7 jours par *Bactrim, Noroxine, Oflocet, Ciflox, Oroken, Augmentin.*
- Antalgiques ou AINS.
- Hormonothérapie locale si ménopause.

Traitement des formes terminales/sévères

Cystite récidivante ≥ 4/an : hyperdiurèse, hygiène périnéale, laxatifs, mictions post-coïtales ET antibioprophylaxie hebdomadaire pendant un an (*Bactrim, Furandantine*) associée à de la vitamine C.

10. Urétrite

Définition et physiologie

Infection de l'urothélium urétral et des glandes péri-urétrales, dans le cadre le plus souvent d'une maladie sexuellement transmissible.

Épidémiologie

Homme < 35 ans, contexte d'IST (infections sexuellement transmissibles).

Étiologie

- *Chlamydia trachomatis* (50 %).
- *Neisseria gonorrhoeae* = gonocoque = blenorragie (diplocoques à Gram négatif).
- Autres : *Trichomonas vaginalis*, mycoplasmes, *Candida albicans*, *Ureoplasma urealyticum*, germes pyogènes, herpès.

Diagnostic

Signes fonctionnels

- Écoulement urétral +++ : si abondant et purulent, en faveur du gonocoque (langage populaire : « chaude-pisse »).
- Brûlures mictionnelles intenses.

Examen clinique

- Balanite +++, méatite, posthite, cystalgie.
- En faveur du *Chlamydia* : conjonctivite, pharyngite, érythème, arthrite, douleurs de l'hypochondre droit.
- En faveur du gonocoque : conjonctivite, chancre, éruption cutanée, arthrite.

Examens complémentaires

- Écoulement purulent : frottis urétral avec examen direct et coloration de Gram.
- Pas d'écoulement : PCR sur le 1er jet d'urine de *Chlamydia trachomatis*.
- Penser aux prélèvements au niveau de la gorge et de l'anus.
- Sérologies MST +++ (syphilis, hépatite B, VIH).

Évolution

Prostatite aiguë.
Épididymite aiguë.
Sténose de l'urètre.

Traitement – Comprendre les prescriptions

Mesures générales

Maladie à déclaration obligatoire.
Abstention sexuelle ou rapports sexuels protégés pendant la durée du traitement +++.
Prévention et dépistage des IST.
Contrôler la guérison à distance.

Médicaments

- Antibiothérapie +++.
- Gonocoque : céphalosporines de 3e génération (*Rocéphine* IM) ou fluoroquinolones (*Uniflox per os)* en traitement minute.
- *Chlamydia, Uréaplasma* : macrolides (*Zithromax per os)* en traitement minute.
- *Trichomonas* : imidazolés *Flagyl per os* en traitement minute.
- *Candida* : antifungiques locaux (*Pévaryl).*
- Germes pyogènes selon l'antibiogramme (15 jours).

11. Pyélonéphrite aiguë

Définition

Infection bactérienne du parenchyme rénal.

Diagnostic

Signes fonctionnels

- Signes urinaires.
- Fièvre > 38,5 °C +/– frissons.
- Douleur lombaire spontanée ou de l'angle costo-vertébral.
- Nausées +/– vomissements.
- Hypotension, marbrures.

Examens complémentaires

- ECBU : 85 % *Escherichia coli*.
- Hémocultures.
- NFS, CRP, ionogramme sanguin, urée-créatinémie.
- Imagerie : échographie rénale (obstacle, abcès) +/– TDM rénale.

Évolution

Guérison, abcès, sepsis, pyélonéphrite chronique, pyonéphrite, pyonéphrose, phlegmon, insuffisance rénale chronique, néphrite interstitielle chronique, nécrose papillaire…

Traitement – Comprendre les prescriptions

Mesures générales

- Ambulatoire si : adulte, 1er épisode, pas de critères de gravité (diabète, insuffisance rénale, immunodépression, lithiase urinaire, malformation, sepsis).
- Hospitalisation si : grossesse, diabète, insuffisance rénale, obstacle, rein unique, immunodépression, signes de sepsis sévère.
- Bien boire. Traiter une éventuelle constipation.
- Chez la femme enceinte, hospitalisation indispensable car le risque d'accouchement prématuré est majoré.

Médicaments

Antibiothérapie intraveineuse après les prélèvements bactériologiques soit céphalosporine de 3e génération *Claforan* ou *Rocéphine* ou fluoroquinolone *Oflocet, Tavanic* ou *Ciflox* + aminoside, avec relais *per os* dès 48 h d'apyrexie. Traitement pour 15 jours.
Antalgiques, antispasmodiques.

Traitement des formes terminales/sévères

- Abcès rénal : antibiothérapie 5 semaines, voire drainage échoguidé.
- Obstacle : drainage des urines.
- Traitement d'une anomalie des voies urinaires si récidive.

Comprendre les règles de prescriptions

Fièvre, douleur, ECBU à 48 h et à 3 semaines, NFS, CRP.

Conduite à tenir IDE

Accueil du patient Compétence 1

Recueil des observations participant à la bonne connaissance de la santé du patient (anurie, grossesse, insuffisant rénal, diabète).

Prise de constantes Compétence 1

- Hémodynamique : tension artérielle, pouls.
- Bandelette urinaire +++.
- Température +++.
- EVA +++.

Recherche des signes de gravité Compétence 1

Grossesse, diabète, insuffisance rénale, obstacle, rein unique, immunodépression, signes de sepsis sévère.

En cas de signes de gravité Compétence 4

- Laisser à jeun.
- Appel du médecin en urgence.
- En attendant, rassurer le patient, poser une voie veineuse périphérique et prélèvements bactériologiques (ECBU +++, une série d'hémocultures avant tout traitement).
- Remplissage et oxygénothérapie. Antalgiques.
- Lui expliquer brièvement le principe du drainage des urines en urgence.

En cas d'absence de signes de gravité Compétence 4

- Évaluer la douleur, la température et l'état hémodynamique.
- Mise en route du traitement médical antalgique et l'antibiothérapie.
- Surveillance température, diurèse et tension artérielle.

☛ ***Dérivation en urgence du haut appareil urinaire***

Indication :
IRA sur obstacle (cancer pelvien, lithiase, fibrose, grossesse, traumatisme).
Préparation à l'endoscopie.
Post-opératoire, fistule.

pathologies

Conduite à tenir IDE

Matériel nécessaire :
Sonde urétérale : dérivation provisoire des urines après intervention sur le haut appareil ou obstacle, mise en place par voie rétrograde sous contrôle endoscopique et amplificateur de brillance par une sonde CH 6 à 8.
Endoprothèses autostatiques = sonde en double J : dérivation interne des urines des reins à la vessie CH 7 (post-drainage par sonde urétérale) à 14 (rétrécissement urétérale, syndrome de la jonction pyélo-urétérale, anastomose urétéro-iléale).

Déroulement :
Sous rachi-anesthésie ou anesthésie générale.
Position gynécologique basse.
Cystoscopie première.
Urétéropyélographie rétrograde.
Monter sur fil guide métallique ou à l'aveugle avec un mandrin (fausses routes +++).

Complications :
Échec, donc indication de néphrostomie percutanée sous échographie (ponctionner par voie percutanée les voies urinaires intrarénales et mettre en place un cathéter de drainage externe) avec pansement stérile à la sortie de la sonde (reliée à un collecteur stérile), à changer tout les jours pour éviter l'infection.
Sonde bouchée par du sang, du dépôt (lavage) : signes d'obstruction (douleur, fièvre, diurèse diminuée).
Infections, cristallisation, fistule.
Complication de l'alitement.
Perte de la sonde urétérale (bien fixer par fil plus pansement).

Surveillance :
Fièvre, diurèse, douleur.
Changement régulier tous les 4 mois ; ablation sous cystoscopie.
ECBU, créatinémie, ASP (position).

12. Orchi-épididymites aiguës

Physiopathologie et mécanismes d'adaptation

Infection ascendante et rétrograde par reflux déférentiel (homme > 50 ans) ou sur urétrite (homme < 35 ans, contexte d'IST), d'origine hématogène (septicémie, tuberculose, bilharziose), iatrogène.

Germes :

- uropathogènes : *Escherichia coli, Klebsiella, Proteus*, entérobactéries, staphylocoques, entérocoques ;
- IST : gonocoques, mycoplasmes, *Chlamydia, Trichomonas*.

Étiologie

Adénome de prostate, sténose de l'urètre, manoeuvres endo-rectales. IST.

Diagnostic

Signes fonctionnels

- Douleur scrotale, unilatérale, violente, pulsatile, irradiant vers la fosse iliaque.
- Fièvre, frissons.
- Brûlures à la miction, pollakiurie, écoulement urétral.

Examen clinique

- Bourse inflammatoire, augmentée de volume, douloureuse à la palpation, soulagée par le soulèvement testiculaire.
- Testicule et épididyme volumineux et douloureux.
- Hydrocèle réactionnelle.
- TR normal ou prostatite associée.

Examens complémentaires

- Bactériologie : ECBU et hémocultures.
- Biologie : NFS et CRP.
- Si écoulement urétral : frottis urétral, sérologies syphilis, hépatite B et VIH.
- Pas d'imagerie +++.

Évolution

- Guérison.
- Abcès épididymaire ou testiculaire si signes infectieux présents après 48 h d'antibiothérapie.
- Récidive, épididymite chronique.
- Hypofertilité.

Traitement – Comprendre les prescriptions

Mesures générales

- Hospitalisation si signes locaux ou infectieux importants, si immunodéprimé ou complications.
- Pas d'hospitalisation mais repos au lit si homme jeune, dans un contexte d'IST.
- Slip serré ou suspensoir.
- Traitement du partenaire +++.
- Rapports sexuels protégés.

Médicaments

Antibiothérapie intraveineuse double après prélèvements bactériologiques par fluoroquinolones *Oflocet* et aminoside *Gentalline* puis relais *per os* par fluoroquinolones pendant 3 semaines.
Antalgiques, voire AINS.

Traitement des formes terminales/sévères

Drainage chirurgical de l'abcès.

Comprendre les règles de prescriptions

Pouls, TA, diurèse, température.
ECBU une semaine après l'arrêt du traitement.

13. Incontinence urinaire

Définition et physiologie

Perte involontaire d'urine par le méat urétral en dehors de la miction.

Épidémiologie

10 à 15 % des femmes actives avec retentissement psychologique et social important.

Physiopathologie et mécanismes d'adaptation

Continence et incontinence dépendent de l'intégration de phénomènes d'activation et d'inhibition au niveau de la vessie et de la moelle épinière.
Il existe trois types d'incontinence :
- incontinence urinaire d'effort;
- instabilité vésicale;
- insuffisance sphinctérienne.

Incontinence urinaire d'effort

Étiologie

Perte du support anatomique de l'urètre et du col vésical entraînant une hypermobilité urétrale et vésicale : cervicocystoptose.
Facteurs de risque : traumatismes obstétricaux et chirurgicaux, ménopause, toux chronique, constipation, obésité, port de charges lourdes.

Diagnostic

Signes fonctionnels

Fuites urinaires lors des efforts (toux, éternuements, marche, voire permanentes).

Examen clinique

- Fuites urinaires vérifiées lors de l'examen clinique.
- Hypermobilité urétrale.
- Manoeuvre de Bonney.
- Troubles de la statique pelvienne : prolapsus, examen du périnée.

Examens complémentaires

- BU et ECBU.
- Frottis cervico-vaginal.
- Catalogue mictionnel.
- Bilan uro-dynamique :
  - débitmétrie normale, interprétable si et seulement si le volume de la miction est supérieur à 150 mL. Normale entre 20 et 30 mL/s;
  - cystomanométrie normale analysant la capacité vésicale, sa compliance, sa contractilité;
  - urétromanométrie normale.
- Échographie réno-vésicale.
- Cystoscopie.

Traitement – Comprendre les prescriptions

Mesures générales

Rééducation périnéo-sphinctérienne.
Hormonothérapie locale.

Traitement des formes terminales/sévères

Chirurgie si échec de la rééducation, en particulier par des bandelettes sous-urétrales (TVT, TOT).

☛ *Catalogue mictionnel*

Définition : recueil des urines sur 24 heures en évaluant le nombre des mictions et/ou des fuites, diurnes et nocturnes, ainsi que de leur volume en mL.

Indication : incontinence urinaire, troubles de la miction, efficacité de la rééducation des neurovessies.

Contre-indication : troubles cognitifs.

Matériel nécessaire : récipient, verre gradué.

Déroulement : première miction à 8 heures, puis recueil des urines dans un verre gradué en notant l'heure, la quantité d'urine et l'importance du besoin et ce jusqu'au lendemain matin 8 heures. Noter les heures de lever et de coucher.

Résultats :

Date	Heure	Besoin	Miction	Fuite	RPM	Volume sondage	Observation

Besoin/Miction : P = précaution, I = impériosité, D = dysurie.
Fuite : importance (+, ++ ou +++), circonstances (T = toux, M = marche, I = impériosité, Ins = insensible), nombre de protections.

Instabilité vésicale

Physiopathologie et mécanismes d'adaptation

Contractions vésicales non inhibées.

Étiologie

- Idiopathique (ménopause, vieillissement).
- Causes urologiques : cystite, tumeur de vessie, sténose du méat.
- Causes neurologiques : SEP, Parkinson, AVC.

Diagnostic

Signes fonctionnels

Fuites urinaires jour et nuit, précédées d'un besoin urgent.
Impériosités, urgenturie, pollakiurie.

Examen clinique

Éliminer une cause par un examen du méat urétral et un examen neurologique du périnée.

Examens complémentaires

- BU et ECBU.
- Frottis cervico-vaginal.
- Bilan uro-dynamique :
  - débitmétrie normale, interprétable si et seulement si le volume de la miction est supérieur à 150 mL. Normale entre 20 et 30 mL/s;
  - cystomanométrie analysant la capacité vésicale, sa compliance, sa contractilité : hyperactivité vésicale;
  - urétromanométrie normale.

Traitement – Comprendre les prescriptions

Mesures générales

Étiologique avant tout.

Médicaments

Anticholinergiques : *Ditropan, Céris* contre-indiqués si myasthénie, occlusion intestinale, risque de glaucome. Effets secondaires non négligeables (bouche sèche, constipation, tachycardie, nausées).

Insuffisance sphinctérienne

Épidémiologie

Rare chez la femme, plus fréquente chez l'homme.

Physiopathologie et mécanismes d'adaptation

Altération intrinsèque du sphincter.

Étiologie

Traumatismes obstétricaux et chirurgicaux, radiothérapie pelvienne. Fracture du bassin, cancer de prostate, iatrogène à une chirurgie prostatique +++.

Diagnostic

Signes fonctionnels

Fuites urinaires permanentes.

Examen clinique

- Fuites urinaires à l'examen.
- Urètre fixé.
- Manœuvre de Bonney négative.
- Examen neurologique anormal.

Examens complémentaires

- BU et ECBU.
- Frottis cervico-vaginal.
- Bilan uro-dynamique :
  - débitmétrie normale, interprétable si et seulement si le volume de la miction est supérieur à 150 mL. Normale entre 20 et 30 mL/s;
  - cystomanométrie normale analysant la capacité vésicale, sa compliance, sa contractilité;
  - urétromanométrie avec une pression de clôture effondrée.

Traitement – Comprendre les prescriptions

Mesures générales

Rééducation périnéo-sphinctérienne.

Médicaments

Hormonothérapie.

Chirurgie

☛ *Injections de macroplastique, sphincter artificiel*

Sphincter urinaire artificiel par AMS 800 (*American Medical Systems*)

Définition :
Un des traitements chirurgicaux de l'incontinence urinaire par pose d'un triple matériel (manchette ou anneau gonflable autour de l'urètre, actionnée (dégonflée) par le patient lorsqu'il désire uriner).

Indication :
Incontinence urinaire sévère par insuffisance sphinctérienne chez l'homme (chirurgie de la prostate) et la femme après échec des autres moyens thérapeutiques disponibles, voire insuffisance sphinctérienne neurologique (*spina-bifida*, lésion médullaire traumatique ou dégénérative) ou par malformation congénitale urinaire (enfant).

Contre-indications :
Manque de compréhension (niveau intellectuel insuffisant pour manipuler correctement le système), troubles cognitifs, démence.
Infection de la sphère uro-génitale.
Tétraplégie, handicap orthopédique lourd.
Vessie de petite taille, non souple, hyperactive (danger de reflux).

Matériel nécessaire :
Manchette occlusive.
Ballon régulateur de pression.
Pompe de contrôle.

Préparation :
Bétadinage cutané, rasage et lavement rectal pendant 3 jours avant l'opération avec antibiothérapie prophylactique.

Précaution :
À insérer du côté dominant du patient.
À manipuler ongles courts et propres avec un ECBU stérile.
Ne jamais sonder un patient qui a un sphincter artificiel.

Déroulement :
Sous anesthésie générale.
Position gynécologique.
Désinfection cutanée.

Manchette placée autour de l'urètre, si possible au niveau du col vésical, reliée, par l'intermédiaire de la pompe extérieure, au ballonnet-réservoir implanté dans l'abdomen. La manchette, remplie de liquide en permanence, exerce une pression sur la paroi de l'urètre, empêchant l'urine de passer.
Lorsque le patient veut vider sa vessie, il lui suffit d'appuyer à plusieurs reprises sur la petite pompe, logée dans les bourses chez l'homme, ou dans les grandes lèvres chez la femme : le liquide, aspiré, reflue de la manchette vers le ballonnet. Vidé du fluide qui faisait pression sur l'urètre, la manchette se relâche et libère le passage. Le patient dispose alors de quelques minutes pour vider sa vessie, le temps que le liquide revienne du ballonnet-réservoir vers la manchette.

Complications :
Érosion urétrale, infection, dysfonctionnement mécanique donc révision.

Surveillance :
Guérison 70 à 96 %, plus faible chez l'homme.
Soins locaux +++.
Nouvelle hospitalisation à un mois pour l'activation du sphincter avec ECBU, créatinémie et ASP sphincter ouvert et fermé réalisé à un mois.
Catalogue mictionnel.

Alternatives :
Injections péri-urétrales (téflon, toxine botulique) de réalisation simple mais d'efficacité modeste.
ACT *(Adjustable Continence Therapy)* composée de deux ballonnets de silicone gonflables positionnés en péri-urétral : 50 % d'amélioration.
TVT (*Tension free Vaginal Tape*) et TOT (*Trans Obturateur Tape*) : bandelette sous-urètrale pour empêcher les fuites urinaires lors des efforts.
Promonto-fixation.
Neuromodulation sacrée.
Dispositifs intra-urétraux.
Traitement médical.
Rééducation sphinctérienne.
Sondage à demeure, hétéro- ou auto-sondage, étui pénien.

14. Hypertrophie de la prostate

Définition et physiologie

Augmentation du volume de la prostate (par hyperplasie des cellules prostatiques) dans sa partie centrale, péri-urétrale, à l'origine de troubles mictionnelles.
Synonyme : adénome de prostate, hyperplasie bénigne de la prostate.

Épidémiologie

Cause la plus fréquente d'obstacle cervico-urétral. Son incidence augmente avec l'âge, dès 40 ans et touche 40 % des hommes après 70 ans.

Étiologie

Inconnue.

Diagnostic

Signes fonctionnels

Communément appelés prostatisme, ils regroupent deux types de troubles de la miction :

- *syndrome obstructif* : dysurie (retard au début de la miction, faiblesse du jet, goutte-à-goutte, poussées abdominales, allongement du temps de la miction), gouttes retardataires, sensation de vidange incomplète ;
- *syndrome irritatif* : pollakiurie diurne et nocturne, impériosités.

Révélé dans 20 % des cas par un épisode de rétention aiguë d'urines.

Examen clinique

Interrogatoire

Évaluation de la gêne par un questionnaire standardisé, ancienneté et évolution des troubles, recherche d'une autre cause de dysurie.

Examen physique

TR +++ (prostate augmentée de volume, souple, régulière, élastique, perte du sillon médian).
Examen du méat urétral, des orifices herniaires.

Examens complémentaires

- Bandelette urinaire +/– ECBU.
- Débitmétrie.
- Créatinémie.
- Échographie réno-vésico-prostatique avec mesure du résidu post-mictionnel.
- Dosage sérique du PSA total proposé à la recherche d'un cancer associé.

Évolution

- *Complications mécaniques* : rétention aiguë d'urine, vessie de lutte (diverticules), rétention urinaire chronique, lithiase vésicale, distension du haut appareil jusqu'à l'insuffisance rénale chronique.
- *Complications infectieuses* : cystite aiguë, adénomite ou prostatite aiguë, épididymite aiguë, pyélonéphrite aiguë.

Traitement – Comprendre les prescriptions

Mesures générales

Règles hygiéno-diététiques : diminuer la consommation d'alcool et d'épices. Exercice physique régulier, éviter la constipation.

Médicaments

- Dérivés de plantes : *Tadénan, Permixon* de mécanisme inconnue, sans effet secondaire, d'efficacité inconstante.
- Alpha-bloquants : *Xatral, Omexel, Mecir* bloquent les récepteurs α-1a du col vésical et de la prostate. Attention à l'hypotension orthostatique.
- Inhibiteurs de la 5-α-réductase : *Chibroproscar, Avodart* inhibant la transformation de la testostérone en sa forme active la dihydrotestostérone. Ils induisent une diminution du volume de la glande et une décroissance du taux de PSA sérique.

Traitement des formes terminales/sévères

Traitement chirurgical si résistance au traitement médical, vessie de lutte, résidu post-mictionnel, insuffisance rénale chronique, rétention aiguë d'urine, infection urinaire, hématurie :

- *endoscopie* : résection trans-urétrale de prostate si le volume prostatique est inférieure à 50 cm^3. Prévenir le patient du risque d'éjaculation rétrograde et des complications (TURP syndrome, hémorragie, chute d'escarres, sténose urétrale, incontinence urinaire).

- *chirurgie ouverte* : adénomectomie voie haute rétro-pubienne si le volume prostatique est supérieur à 50 cm^3. L'éjaculation rétrograde est systématique et les risques sont les mêmes que pour la RTUP (résection trans urétrale de la prostate).

En cas de contre-indications à la chirurgie, les solutions à proposer sont l'endoprothèse urétrale et le sondage vésical à demeure.

Conduite à tenir IDE

Prise en charge infirmière du TURP syndrome

Complication rare mais à rechercher : résorption du liquide d'irrigation vésicale entraînant des toxicités myocardique, rénale ainsi qu'une hyperhydratation intra-cellulaire par phénomène osmotique.

Accueil du patient Compétence 1

Recueil des observations participant à la bonne connaissance de la santé du patient en post-opératoire (dossier d'anesthésie, bilan entrée-sortie du liquide de résection, douleur).

Prise de constantes Compétence 1

- Hémodynamique : tension artérielle, pouls.
- Diurèse : hématurie +++.
- Fréquence respiratoire et oxymétrie de pouls.
- Température, EVA.
- État neurologique.

Recherche des signes de gravité Compétence 1

Confusion, céphalées; nausées, vomissements; HTA; polypnée, Na^+ < 120 µmol/L, rhabdomyolyse.

En cas de signes de gravité Compétence 4

- Laisser à jeun.
- Appel du médecin en urgence.
- En attendant, rassurer le patient, poser une voie veineuse périphérique.
- Prélever NFS et ionogramme sanguin (hyponatrémie, hypoprotidémie, hypocalcémie, anémie).
- ECG.

En cas d'absence de signes de gravité Compétence 4

- Installer le patient avec voie veineuse périphérique, repos au lit et restriction hydrique.
- Évaluer la douleur.
- Mise en route du traitement médical antalgique et tamiser les urines.
- Surveillance température et diurèse.

15. Tumeurs du testicule

Épidémiologie

1 % des cancers de l'homme, 1re cause de mortalité par cancer chez l'homme de 20 à 35 ans.

Physiopathologie et mécanismes d'adaptation

- *Tumeurs germinales* : 90 %.
  - 40 % séminomateuses à dissémination lymphatique, radiosensibles;
  - 60 % non séminomateuses à dissémination à distance (poumons) chimiosensibles : carcinome embryonnaire, tumeur vitelline, choriocarcinome, tératome.
- *Tumeurs non germinales* : 5 % (cellule de Leydig, Sertoli, gonadoblastome, granulosa).
- *Tumeurs secondaires* : 5 % (lymphome, leucémie, métastase).

Étiologie

Facteurs de risque : testicule non descendu dans l'enfance, cryptorchidie, antécédent de cancer du testicule, syndrome de Klinefelter XXY, atrophie testiculaire post-traumatique ou infectieux.

Diagnostic

Signes fonctionnels

- Augmentation du volume testiculaire et de la bourse : masse intrascrotale dure, opaque, nodule dur à l'autopalpation, douleur si hémorragie ou nécrose, pesanteur.
- Métastases : douleur abdominale, lombalgie mimant une colique néphrétique, œdèmes des membres inférieurs.
- Gynécomastie.
- Altération de l'état général.

Examens complémentaires

- Marqueurs tumoraux : HCG totaux, α-FP et LDH.
- Bilan pré-opératoire : NFS-plaquettes, ionogramme sanguin, CRP, groupe ABO, rhésus et RAI, TP-TCA, bilan hépatorénal.
- Échographie testiculaire bilatérale.
- Bilan d'extension : tomodensitométrie thoraco-abdomino-pelvienne et cérébrale si signes neurologiques.

Évolution

Guérison supérieure à 90 %.

Traitement – Comprendre les prescriptions

Traitement des formes terminales/sévères

Conservation du sperme pré-opératoire (centre CECOS : au moins 3 échantillons).
Orchidectomie par voie inguinale + curage ganglionnaire lombo-aortique après information du patient +++. Surveillance abcès, EP, occlusion intestinale.
Mise en place d'une prothèse.
En cas de tumeurs séminomateuses : radiothérapie voire chimiothérapie si stade élevé. Attention aux effets secondaires (toxicité des muqueuses, rénale, hématologique, neurologique, pulmonaire).
En cas de tumeurs non séminomateuses : surveillance voire chimiothérapie.

Comprendre les règles de prescriptions

Surveillance à vie cliniquement et par autopalpation, des marqueurs tumoraux, du TDM, échographie et spermogramme.

16. Tumeurs du rein

Épidémiologie

Incidence de 10 cas pour 100 000 habitants, 3 fois plus fréquent chez l'homme. Âge médian de découverte : 60 ans.

Physiopathologie et mécanismes d'adaptation

À différencier des tumeurs de la voie excrétrice, de l'angiomyolipome, des kystes banaux, des gros reins (liés au diabète, à l'amylose ou à la polykystose).

Il existe différents types anatomo-pathologiques, selon :

- l'âge : néphroblastome de l'enfant (tumeurs de Wilms);
- le type cellulaire : le carcinome à cellules claires ou adénocarcinome rénal le plus fréquent (75 %), le cancer à cellules chromophiles, chromophobes, le cancer des tubes de Bellini et l'oncocytome (de bon pronostic).

☛ *La tumeur rénale a un développement triple :*

- *localement au niveau de la graisse périrénale, la voie excrétrice à l'origine d'hématurie et de la veine rénale, puis de la veine cave inférieure;*
- *régionalement par des adénopathies lombo-aortiques;*
- *puis par des métastases pulmonaires, osseuses, hépatiques, cérébrales et surrénaliennes.*

Étiologie

Génétique (3 %) : syndrome de von Hippel-Lindau.

Tabagisme, obésité, hémodialyse chronique, polykystose rénale, reins en fer à cheval.

Diagnostic

Signes fonctionnels

Le plus souvent de découverte fortuite lors d'une imagerie abdomino-pelvienne.

Parfois révélation clinique :

– *Signes généraux* : anorexie, amaigrissement, asthénie, fébricule.

– *Signes urologiques* : hématurie macroscopique totale, intermittente, isolée, indolore et sans caillot; douleurs lombaires mimant une colique néphrétique, varicocèle gauche.

Examen clinique

- Contact lombaire dur et indolore.
- HTA.
- Hépatomégalie lisse et indolore.

Examens complémentaires

Biologie

Cherche des syndromes paranéoplasiques : syndrome inflammatoire biologique, anémie ou polyglobulie, hypercalcémie, cholestase.

Imagerie

Pour éliminer des diagnostics différentiels (kystes, angiomyolipomes, métastases) :
- échographie rénale ;
- uro-tomodensitométrie avec réhaussement de la lésion après injection de produit de contraste. Vérifier au préalable l'absence d'allergie et l'absence d'insuffisance rénale en dosant la créatinémie ;
- uro-IRM.

Bilan d'extension

Bilan de l'état général, bilan pré-opératoire, tomodensitométrie thoraco-abdomino-pelvienne (métastases pulmonaires, hépatiques, adénopathies, perméabilité de la veine cave), scintigraphie osseuse et imagerie cérébrale si point d'appel.

Évolution

Mauvais pronostic lorsque taille > 7 cm, envahissement veineux, adénopathies, métastases et analyse histologique en faveur d'un grade élevé. Sinon, survie de 80 % à 5 ans si bilan négatif.

Traitement – Comprendre les prescriptions

Mesures générales

En fonction de la taille, on propose soit une tumorectomie, soit une néphrectomie partielle, soit une néphrectomie élargie par lombotomie ou cœlioscopie.

Médicaments

Symptomatiques : antalgiques adaptés à l'échelle visuelle analogique, biphosphonates si hypercalcémie, anti-épileptiques, corticoïdes et radiothérapie si métastases cérébrales ou vertébrales.

Traitement des formes terminales/sévères

En cas de métastases, chimiothérapie classique et immunothérapie sont inefficaces mais des nouvelles molécules dites anti-angiogéniques (inhibant la prolifération des nouveaux vaisseaux alimentant la tumeur) comme le *Sutent* (sunitinib), l'*Avastin* (bevacizumab), le *Nexavar* (sorafénib) apportent un renouveau dans le traitement des formes sévères.

17. Tumeurs de la vessie

Épidémiologie

Homme de plus de 50 ans.

Étiologie

Facteurs de risque : tabagisme +++, prise d'AINS au long cours, profession à risque (peinture, hydrocarbures ...), radiothérapie, chimiothérapie par *Endoxan*, infection par bilharziose.

Diagnostic

Signes fonctionnels

- Hématurie microscopique (attention aux faux positifs de la bandelette urinaire : antiseptiques, myoglobinurie, hémoglobinurie) ou macroscopique le plus souvent terminale (gare aux fausses hématuries par urétrorragies, métrorragies, coloration iatrogène par *Flagyl*, rifampicine, betterave, porphyrie).
- Douleurs lombaires, troubles mictionnels, rétention aiguë d'urines, fièvre, œdèmes des membres inférieurs, prise de poids.

Examen clinique

Fosses lombaires, organes génitaux externes (varicocèle, épididyme), œdèmes des membres inférieurs, HTA, touchers pelviens, anomalies cutanées.

Examens complémentaires

Biologie

BU, ECBU, compte d'Addis, cytologie urinaire.

Imagerie

Échographie réno-vésico-prostatique, tomodensitométrie abdomino-pelvienne avec injection de produit de contraste (pas d'allergie, pas d'insuffisance rénale) ou uro-IRM, UIV, cystoscopie +++ après ECBU stérile avec résection pour analyse anatomopathologique.

Bilan d'extension

TDM thoraco abdomnio pelvienne.
Scintigraphie osseuse en cas de douleurs.

Traitement – Comprendre les prescriptions

Mesures générales

Arrêt du tabac +++.

Médicaments

Tumeurs superficielles : résections endoscopiques et instillations endovésicales par chimiothérapie amétycine ou immunothérapie par BCG. À proscire en cas d'infections urinaires.

Traitement des formes terminales/sévères

Tumeurs infiltrantes : cystectomie radicale (pelvectomie antérieure chez la femme et cystoprostatectomie chez l'homme) avec curage ganglionnaire et dérivation urinaire cutanée directe (urétérostomie cutanée) ou indirecte (segment d'anse intestinale = Bricker) ou dérivation interne (vessie de substitution par l'intestin = entérocystoplastie). Association chimio-radiothérapie.

Comprendre les règles de prescriptions

Surveillance cytologie urinaire, échographie vésicale, cystocopie, uro-TDM.
ECBU +++, créatinémie.

☛ *Stomathérapie des cystectomies*

Définition : mise en place d'une dérivation des urines à la peau selon la technique de Bricker (dérivation urétéro-cutanée transiléale) ou par urétérostomie.

Indication : lors de toute cystectomie liée à une plaie, une tumeur, une vessie neurologique.

Matériel nécessaire : poche de stomie type *Coloplast* (support adhésif, poche de recueil et robinet de vidange).

Position/préparation : lavement digestif.

Précaution : marquage en pré-opératoire du côté dominant, à distance de l'ombilic et des crêtes iliaques.

Complications : sténose +++, infection, dilatation en amont, lithiase, défaut de vascularisation de la muqueuse digestive.

Surveillance :

- tension artérielle, pouls, température, douleur, transit (à jeun jusqu'à reprise des gaz et selles);
- drainage sonde naso-gastrique; drain, lame, redon; sonde de néphrostomie, sonde urétérale (perméabilité par lavage doux deux fois par jour);
- quantité et qualité (hématurie, mucus) de la diurèse. Bien boire;
- pansement et cicatrice;
- sondes urétérales en place pendant 12 à 14 jours;
- soins de stomie : taille de l'orifice, étanchéité du montage, manipulation après lavage des mains, gants non stériles, compresses avec antiseptiques;
- ASP et échographie en post-opératoire; échographie et UIV tous les 2 ans; créatinémie.

18. Cancer de la prostate

Définition et physiologie

Cancer le plus fréquent chez l'homme de plus de 50 ans.

Épidémiologie

60 000 nouveaux cas par an en France avec plus de 10 000 décès annuels. Deuxième cause de mortalité après le cancer du poumon.

Physiopathologie et mécanismes d'adaptation

Génétique (antécédents familiaux), ethnique (Afrique noire), alimentaire (graisses animales, pauvre en phyto-œstrogènes).

Diagnostic

Signes fonctionnels

- Signes urinaires : dysurie, pollakiurie, impériosités, rétention aiguë, hématurie macroscopique, hémospermie.
- Douleurs osseuses.
- Insuffisance rénale obstructive.
- Altération de l'état général.

Examen clinique

Toucher rectal : nodule dur, pierreux, irrégulier.
Le TR peut être normal en cas de tumeur localisée.

Examens complémentaires

- Dosage du PSA total > 4 ng/mL. Attention aux faux positifs si prostatite, adénome de prostate, manipulations prostatiques.
- Biopsies prostatiques échoguidées sous antibioprophylaxie, après lavement évacuateur, après contrôle de l'hémostase et de l'ECBU donc une preuve histologique et un facteur « pronostique » par le score de Gleason.
- Bilan pré-opératoire : NFS-plaquettes, ionogramme sanguin, bilan hépato-rénal, calcium +++.
- Bilan d'extension : IRM prostatique, radiographie pulmonaire, échographie rénale et hépatique voire TDM abdomino-pelvienne. Scintigraphie osseuse si douleurs.

Évolution

80 % de survie à 5 ans si bon pronostic. Espérance de vie inférieure à un an en cas d'échappement hormonal.

Traitement – Comprendre les prescriptions

Médicaments

Traitement curatif :

- chirurgie par prostatectomie totale avec curage ganglionnaire préalable.
- radiothérapie externe;
- curiéthérapie/ultrasons focalisés : cas sélectionnés.

Traitement des formes terminales/sévères

Traitement palliatif par hormonothérapie :

- blocage central chirurgical (pulpectomie testiculaire) ou médical par *Décapeptyl, Zoladex* ou *Enantone* avec comme symptôme invalidant des bouffées de chaleur;
- Blocage périphérique par *Androcur, Anandron, Eulexine, Casodex.*

Malheureusement, échappement dès 2 ans après le traitement.
Traitement antalgique par radiothérapie si métastases osseuses.
Si obstacle au drainage des urines, résection endoscopique de prostate ou dérivation urinaire.

Comprendre les règles de prescriptions

- Nombreux effets secondaires : anéjaculation (100 % des cas), impuissance, incontinence urinaire, sténose urétrale ou de l'anastomose, cystite et rectite radique.
- Douleurs, signes urinaires.
- Surveillance PSA, ECBU, NFS, calcium, transaminases, créatinémie.

19. Rétention aiguë d'urines

Définition et physiologie

Impossibilité absolue et brutale d'uriner malgré une envie impérieuse et douloureuse.
À ne pas confondre avec l'anurie.

Étiologie

- *Causes obstructives* :
  - urétro-prostatique chez l'homme (adénome, cancer, prostatite, sténose urétrale, rupture de l'urètre);
  - urétrale chez la femme (sténose du méat, prolapsus, tumeur pelvienne);
  - chez les deux sexes : calcul, caillot, corps étranger, tumeur.
- *Causes neurologiques* : sclérose en plaques, Parkinson, traumatisme, *spina bifida*, méningomyélite, syndrome de la queue de cheval, neuropathie diabétique ou alcoolique.
- *Causes médicamenteuses* : morphiniques, neuroleptiques, antiparkinsoniens.
- *Causes fonctionnelles* : vessie claquée, fécalome, hémorroïdes.
- *Causes psychiatriques*.

Diagnostic

Signes fonctionnels

- Impossibilité douloureuse d'uriner.
- Globe vésical : voussure hypogastrique.
- Agitation +++.
- Fuites par regorgement.
- Recherche d'une cause par l'interrogatoire.

Examen clinique

- Après drainage des urines +++.
- Température, TA.
- Œdèmes des membres inférieurs, palpation des fosses lombaires, examen du méat urétral, toucher rectal, toucher vaginal, examen neurologique du périnée.

Examens complémentaires

- BU et ECBU.
- Ionogramme sanguin et créatinémie.
- Échographie rénale.
- Bilan étiologique en fonction de la clinique (UCRM, PSA, bilan urodynamique, endoscopie).

Évolution

- Insuffisance rénale aiguë obstructive.
- Rétention vésicale chronique.

Traitement – Comprendre les prescriptions

Mesures générales

Urgence urologique +++ de drainage des urines :

- sondage urétral par l'infirmière chez la femme et chez l'homme sauf si c'est la première fois :
  - asepsie stricte, lubrification de la sonde;
  - contre-indications : traumatisme et prostatite;
  - complications : infection, fausse route et sténose.
- cathétérisme sus-pubien :
  - drainage transvésicopariétal;
  - contre-indications : absence de globe, trouble de la coagulation, hématurie macroscopique, tumeur de vessie, pontage.

Évacuation d'un fécalome. Arrêt du médicament responsable.

Médicaments

Traitement alpha-bloquant.

Comprendre les règles de prescriptions

- Prévention du syndrome de levée d'obstacle et d'hémorragie *a vacuo* en clampant progressivement tous les 500 mL d'urines et en hyperhydratant le patient.
- Quantification des urines en notant leur aspect.
- Ionogramme sanguin.
- Température.

Dérivation du bas appareil urinaire – Sondage vésical

Définition :

Drainage des urines par une sonde urétrale, en système clos (sonde adaptée sur le sac de recueil), en respectant strictement les règles d'asepsie.

Indications :
Drainage aigu d'une rétention d'urines.
Drainage vésical chronique (vessie neurologique, incontinence, rétention chronique).
Décaillotage vésical.
Mesure du débit urinaire en per-opératoire ou chez des patients en unités de soins intensifs et en réanimation.

Contre-indications :
Absolue : traumatisme du bassin.
Relative : prostatite, sténose de l'urètre.

Matériel nécessaire :
Pour la toilette génitale externe : eau et savon, gants non stériles.
Pour la toilette stérile : gants stériles, compresses stériles, antiseptique (*Dakin*, *Bétadine* ou *Hibitane*).
Pour le sondage : sonde (type Foley CH 12–14 pour une femme, CH 16–18 pour un homme) et sac de recueil, champ stérile troué, compresses stériles, seringue de 20 mL, ampoule de 20 mL d'eau distillée (et pas du NaCl car le sel cristallise et il devient alors impossible de dégonfler le ballonnet à long terme), tube de gel xylocaïné.

Position/préparation :
Patient en position allongée avec lit adapté à la taille du soignant.

Précaution :
Le premier sondage chez un homme est un acte médical.

Déroulement :
Lavage des mains.
Toilette génitale simple.
Lavage des mains.
Toilette génitale stérile.
Lavage des mains.
Gants stériles.
Préparation du matériel en commençant par utiliser le tube de gel anesthésiant pour qu'il soit plus efficace. Monter la sonde sur le sac de recueil, préparer la seringue d'eau, lubrifier la sonde.
Chez la femme : écarter les grandes lèvres et introduire la sonde par le méat urétral. Chez les personnes âgées, il est parfois difficile de bien différencier les éléments de la sphère uro-génitale et avec l'âge, le méat se rétracte et se trouve sur la paroi antérieure du vagin.
Chez l'homme : décalotter puis tenir la verge à la verticale par le pouce et l'index autour du gland. Dès qu'une résistance est sentie, baisser la verge en position horizontale jusqu'à ce que de l'urine apparaisse.
Monter la sonde jusqu'à la garde.
Gonfler le ballonnet au volume indiqué sur la sonde (préférer mettre moins d'eau qu'indiqué en particulier chez les personnes

ayant bénéficié d'une anastomose vésico-urétrale type AVH ou prostatectomie totale) et retirer doucement jusqu'à obtenir une résistance.
Recalotter le gland chez l'homme pour éviter le para-phimosis.
Fixer la sonde et passer la poche sous la jambe et en position déclive sans toucher le sol.
Jeter le matériel dans un bac prévu à cet effet.

Complications :
Sondage impossible : obstacle prostatique, fécalome.
Fausse route : urétrorragie sans urine. Prévenir le médecin et préférer une sonde de plus gros diamètre.
Caillotage vésical.
Hémorragie a vacuo (rupture de veines sous-muqueuses sur une vessie distendue) : clampage tous les 400 mL pendant 15 minutes.
Syndrome de levée d'obstacle en cas de rétention aiguë d'urines : hyper-diurèse avec défaillance rénale. Prévenir le médecin dès 1 L d'urines, clamper les urines, bien hydrater et surveiller biologiquement les troubles hydro-électrolytiques.
Paraphimosis : le gland ne peut plus être recouvert par le prépuce. Réintégrer en urgence le gland par simple pression mécanique.
Escarre de verge : soins locaux et maintenir la verge au zénith.
Douleurs, le plus souvent par poussée sur sonde. Prévenir le médecin pour un traitement adapté (*Spasfon*, *Rivotril* ou *Ditropan*).
Infection, presque inévitable après 4 jours de sondage. Ne pas traiter une infection non symptomatique et ne faire une BU et un ECBU que si le patient est symptomatique.

Surveillance :
Bien boire.
Quantifier les urines en faisant un bilan entrée/sortie, noter leur aspect, leur couleur, l'odeur, la présence de dépôt (caillot, mucus).
BU et ECBU sur les premières urines.
Surveillance de la température.
Ionogramme sanguin, créatinémie si syndrome de levée d'obstacle.
Soins locaux et soins de sonde en vérifiant que la sonde ne soit pas coudée.

Sondes :
Simple courant droite : *Foley* CH 8 à 18 en latex siliconé (ballonnet de 10 à 15 mL) pour les sondages évacuateurs, intermittents ou à demeure.
Simple courant béquillée : *Dufour* en néoplex rigide, en cas de courbure anatomique plus marquée ou d'obstacle prostatique plus important.
Double courant droite : *Couvelaire* (rétention vésicale par caillotage sur hématurie) permettant des lavages réguliers à la seringue.
Double courant béquillée : *Delinotte.*
5 œillets de grande taille : sonde rigide simple type *Gouverneur* (pour le décaillotage des hématuries).

☛ *Syndrome de levée d'obstacle*

Définition :
Polyurie (hyperdiurèse) pendant 24 h et troubles ioniques suite à la levée d'une obstruction sur les voies urinaires (sonde vésicale, sonde urétérale, néphrostomie), pouvant entraîner déshydratation, collapsus cardio-vasculaire et insuffisance rénale aiguë.

Biologie :
Élévation de l'urée et de la créatinémie, hyperkaliémie et acidose métabolique

Traitement :
Correction de l'acidose (bicarbonates), de l'hyperkaliémie et de l'hyponatrémie par du sérum physiologique 3 L/j puis compensation dès signes de déshydratation, trouble de la conscience.

Surveillance :
Cliniquement : pouls, tension artérielle, diurèse, œdèmes, conscience (myélinolyse centro-pontine si correction trop rapide de l'hyponatrémie) et poids.
Biologiquement : urée-créatinémie, ionogramme sanguin (hyponatrémie, hyperkaliémie) et urinaire et protidémie, NFS (hématocrite), glycémie.

20. Prostatite

Définition et physiologie

Infection génitale de l'homme.

Physiopathologie et mécanismes d'adaptation

- Infection ascendante par voie urétrale +++ (homme > 50 ans).
- Infection ascendante sur urétrite (homme < 35 ans, contexte d'IST).
- Infection d'origine hématogène (septicémie).
- Infection iatrogène.

Étiologie

Les causes varient selon le mécanisme :

- adénome de prostate, sténose de l'urètre, troubles neurologiques, tumeurs de vessie, calculs, malformations ;
- urétrite, IST ;
- septicémie, fistule vésico-digestive ;
- manœuvres endo-urétrales (endoscopie, sondage), biopsies prostatiques.

Les germes en cause sont multiples :

- uropathogènes : *Escherichia coli*, *Klebsiella*, *Proteus*, entérocoques, streptocoques, staphylocoques ;
- IST : gonocoques, mycoplasmes, *Chlamydia*, *Trichomonas*.

Diagnostic

Signes fonctionnels

- *Signes urinaires brutaux* : dysurie, pollakiurie, impériosités, brûlures mictionnelles, urines troubles.
- *Signes infectieux* : fièvre, frissons, myalgies, arthralgies, altération de l'état général.
- Douleurs pelviennes, ténesme.

Examen clinique

- Toucher rectal : prostate augmentée de volume, sensible voire très douloureuse, molle.
- Chercher un globe vésical associé, une épididymite ou une urétrite associés.

Examens complémentaires

- *Bandelette urinaire* : leucocyturie et nitriturie.
- *Bactériologie* : ECBU et hémocultures.
- *Biologie* : NFS, CRP.
- Pas d'imagerie en première intention.
- À distance : ECBU, débitmétrie, échographie réno-vésico-prostatique avec mesure du résidu post-mictionnel, PSA.

Évolution

Guérison sans complications.
Complications :

- rétention aiguë d'urines = globe vésical, à drainer par cathéter sus-pubien +++;
- épididymite aiguë;
- pyélonéphrite aiguë;
- septicémie, sepsis sévère, choc septique;
- abcès prostatique : signes infectieux persistants à 48 h de l'antibiothérapie. Faire une échographie prostatique sus-pubienne;
- récidive de prostatite aiguë;
- prostatite chronique.

Traitement – Comprendre les prescriptions

Mesures générales

- Urgence médicale.
- Contre-indication aux manœuvres endo-rectales et au sondage vésical.
- Repos, antipyrétiques, laxatifs.
- Abstention sexuelle, rapports sexuels protégés.
- Traitement du partenaire.
- Hospitalisation si signes infectieux sévères, complications, immunodépression.

Médicaments

Antibiothérapie :

- en milieu hospitalier, double, par voie IV, après les prélèvements bactériologiques, adaptées secondairement à l'antibiogramme : fluoroquinolone *Oflocet* et aminoside *Gentalline*. Puis relais *per os* à 48 h d'apyrexie par fluoroquinolone en monothérapie pour un mois;
- en ambulatoire, si contexte de MST et âge < 35 ans, monothérapie par fluoroquinolones *per os* pour un mois.

Alpha-bloquants si adénome de prostate associé.
Anti-inflammatoires non stéroïdiens, à débuter à 48 h du début de l'antibiothérapie, pour une semaine.

Traitement des formes terminales/sévères

Prostatite chronique dont le germe n'est retrouvé que dans 10 % des cas.
Les douleurs sont mal systématisées, pelviennes, périnéales ou hypogastriques, irradiant vers les testicules ou la verge et majorées lors de l'éjaculation. On peut observer des signes urinaires irritatifs, une hémospermie, une hématurie.
Le toucher rectal est le plus souvent normal.
Les examens complémentaires sont identiques à ceux de la prostatite aiguë, en ajoutant une spermoculture.
Le traitement est avant tout préventif en traitant efficacement la prostatite aiguë. Il est souvent décevant et une antibiothérapie prolongée de 12 semaines par monothérapie (fluoroquinolones, *Bactrim*) est essayée en première intention. On peut y adjoindre des bains de siège, des AINS, des alpha-bloquants et des antalgiques simples.
Le recours à la chirurgie (prostatectomie totale, résection trans-urétrale de prostate, cervicotomie) est envisagé en dernière intention.

Comprendre les règles de prescriptions

Surveillance des signes de gravité : tension artérielle, fréquence cardiaque, diurèse, température.
ECBU à la fin du traitement.

21. Polykystose rénale

Définition et physiologie

Ensemble hétérogène d'affections caractérisées par la survenue de kystes rénaux.

Étiologie

- Kystes simples : les plus fréquents et les moins graves dont la fréquence augmente avec l'âge, le plus souvent asymptomatique.
- Kystes multiples dont la forme héréditaire la plus fréquente est la polykystose rénale autosomique dominante, responsable de 10 % des insuffisances rénales chroniques terminales.

Diagnostic

Signes fonctionnels

- Hématurie.
- Douleurs lombaires chroniques. Si aiguës, hémorragie, infection, lithiase, compression des voies excrétrices mimant une colique néphrétique.
- Pesanteur chronique par la taille du rein.
- HTA.
- Infection urinaire du kyste ou du parenchyme.

Examens complémentaires

- Échographie rénale : plus de 2 kystes avant 30 ans ; plus de 2 kystes dans chaque rein avant 60 ans ; plus de 4 kystes dans chaque rein après 60 ans.
- TDM rénale lors des manifestations symptomatiques.
- Angio-IRM cérébrale en dépistage systématique des anévrysmes intracérébraux.

Évolution

- IRCT.
- Hémorragie intrakystique.
- Lithiase.
- Infection.
- Cancer.
- Rupture.

- Torsion.
- Complications hépato-pancréato-splénique, compression digestive, des veines sus-hépatiques, de la VCI.
- Anévrysmes intracérébraux.
- Anomalies cardiovasculaires.

Traitement – Comprendre les prescriptions

Mesures générales

- Pas de traitement spécifique.
- Contre-indications au sport violent.

Médicaments

- Antalgiques.
- IEC.
- Hyperhydratation.
- Traitement des facteurs de risque cardiovasculaires.

Traitement des formes terminales/sévères

Transplantation rénale.

22. Pathologie génito-scrotale

Définition et physiologie

La grosse bourse aiguë douloureuse est une urgence diagnostique et thérapeutique, l'étiologie varie selon l'âge :
- nouveau-né : torsion testiculaire, traumatisme obstétrical, tumeur, hernie inguinale étranglée;
- nourrisson : hernie inguino-scrotale, épididymite aiguë, hydrocèle, kyste du cordon, œdème idiopathique;
- grand enfant : torsion du testicule ou des annexes, épididymite, tumeur, trautisme, hernie inguino-scotale, œdème idiopathique.

Torsion du cordon spermatique

Physiopathologie et mécanismes d'adaptation

Torsion mécanique par défaut des moyens de fixité entraînant une ischémie du testicule et un œdème, évoluant vers la nécrose en 6 h +++.

Diagnostic

Signes fonctionnels

- Grand enfant et adulte < 30 ans.
- Douleur brutale, violente, unilatérale, matinale, au niveau de la bourse, irradiant vers la fosse iliaque.
- Nausées, vomissements.
- Apyrexie, pas de signe local d'inflammation, BU négative.

Examen clinique

Testicule très douloureux.
Testicule augmenté de volume, dur, ascensionné et rétracté avec disparition du réflexe crémastérien.

Examens complémentaires

AUCUN +++.

Évolution

Atrophie testiculaire, abcédation, fistulisation.

Traitement – Comprendre les prescriptions

Mesures générales

Exploration chirurgicale par voie scrotale en urgence avec patient prévenu du risque d'orchidectomie : détorsion et fixation bilatérale (orchidopéxie).

Varicocèle

Physiopathologie et mécanismes d'adaptation

Dilatation orthostatique des veines spermatiques, pathologie fréquente, surtout à gauche, pouvant être la cause d'une infertilité.

Diagnostic

Signes fonctionnels

Asymptomatique.
Pesanteur scrotale, gêne à la marche, atrophie testiculaire.

Examen clinique

Tuméfaction variqueuse du cordon spermatique accentué à la toux.
Évoquer une tumeur rénale en cas de varicocéle gauche et d'altération de l'état général.

Examens complémentaires

Échographie Doppler des vaisseaux spermatiques si doute.

Évolution

Hypotrophie testiculaire, oligoasthénospermie, stérilité.

Traitement – Comprendre les prescriptions

Mesures générales

Embolisation en radiologie interventionnelle et/ou ligature chirurgicale par cœlioscopie si varicocèle symptomatique ou infertilité.

Kyste du cordon

Physiopathologie et mécanismes d'adaptation

Défaut de la fermeture du canal péritonéo-vaginal.

Diagnostic

Signes fonctionnels

Bourse augmentée de volume, gênante.

Examen clinique

Masse ovalaire indépendante du testicule, indolore, transilluminable.

Traitement – Comprendre les prescriptions

Mesures générales

Chirurgie.

Hydrocèle vaginale

Définition et physiologie

Épanchement liquidien dans la cavité qui entoure le testicule par non fermeture du canal péritonéo-vaginal chez l'enfant ou par sécrétion liquidienne chez l'adulte (idiopathique, traumatisme, infection, cancer).

Épidémiologie

Enfant et adulte.

Diagnostic

Signes fonctionnels

Gêne lors des efforts.

Examen clinique

Bourse augmentée de volume, indolore, transilluminable avec testicule non palpable.

Examens complémentaires

ECBU.
Échographie testiculaire.

Traitement – Comprendre les prescriptions

Mesures générales

Chirurgie.

Traumatisme testiculaire

Diagnostic

Signes fonctionnels

Douleur brutale et violente de la bourse.
Ecchymose, hématome scrotal.
Hématocèle.

Examens complémentaires

Échographie testiculaire (rupture, fracture, hématome).

Évolution

Infection, atrophie.

Traitement – Comprendre les prescriptions

Mesures générales

Repos, glace.

Médicaments

Antalgique et AINS.

Traitement des formes terminales/sévères

Exploration scrotale en urgence par voie scrotale, patient prévenu du risque d'orchidectomie.

Torsion d'hydatide sessile

Définition et physiologie

Torsion mécanique d'un reliquat embryonnaire au pôle supérieur du testicule.

Épidémiologie

Enfant.

Diagnostic

Signes fonctionnels

Douleur brutale, violente, unilatérale.

Examen clinique

Tuméfaction bleutée et douloureuse avec un testicule normal.

Traitement – Comprendre les prescriptions

Mesures générales

Antalgique et AINS.
Exploration chirurgicale du scrotum en cas de doute avec une torsion.

Testicule non descendu (bourse vide)

Il peut s'agir d'un facteur prédisposant à l'apparition ultérieure d'un cancer, d'une stérilité ou d'une torsion :

- testicule oscillant → surveillance ;
- cryptorchidie : testicule non abaissable → chirurgie ;
- ectopie testiculaire → chirurgie ;
- testicule impalpable → bilan biologique et d'imagerie puis chirurgie sous cœlioscopie.

23. Dysnatrémie, dyskaliémie, troubles acido-basiques

Définition et physiologie

Les désordres hydro-électrolytiques (Na, K, Ca, pH) peuvent être à l'origine de troubles cliniques qui doivent inquiéter l'infirmière.
Valeurs normales :
- pH : 7,37–7,43 ;
- K : 3,8–5 mmol/L ;
- Na : 135–145 mmol/L ;
- Ca : 2,3–2,5 mmol/L.

Physiopathologie et mécanismes d'adaptation

Le sodium est l'ion illustrant l'état d'hydratation intracellulaire. En cas d'hypernatrémie, le sujet est déshydraté. En cas d'hyponatrémie, le sujet est hyperhydraté.

Hyponatrémie (Na < 135 mmol/L) = hyperhydratation intracellulaire

Étiologie

Apport excessif en eau, hypovolémie (déshydratation extracellulaire par perte digestive ou cutanée, insuffisance cardiaque, rénale, hépatique), SIADH (cancer, origine pneumologique, neurologie, médicaments), hyperlipidémie, hyperprotidémie.

Diagnostic

Altération de l'état général, troubles du comportement, nausées, vomissements, céphalées, confusion, prise de poids.

Traitement

Restriction hydrique.
Apport modéré et progressif de sel.

Hypernatrémie (Na > 145 mmol/L) = déshydratation intracellulaire

Étiologie

Causes : diabète, diarrhée, apport excessif en sel, déficit en apport d'eau.

Diagnostic

Signes cliniques : asthénie, somnolence, convulsion, fièvre, soif, sécheresses des muqueuses, perte de poids.

Traitement

Eau, sérum glucosé, diurétiques.

Déshydratation extracellulaire

Ht = hématocrite > 50 %, protéines > 75 g/L, insuffisance rénale fonctionnelle.

Étiologie

Causes : vomissements, diarrhées, sudations, brûlures, insuffisance rénale, syndrome de levée d'obstacle, diabète, hypercalcémie, péritonite, occlusion, pancréatite aiguë.

Diagnostic

Signes cliniques : hypotension artérielle, tachycardie, aplatissements des veines, oligurie, perte de poids, pli cutané, peau sèche, soif.

Traitement

Remplissage par du NaCl.

Hyperhydratation extracellulaire

Anémie, Ht = hématocrite < 40 %, protéines < 70 g/L.

Étiologie

Causes : insuffisance cardiaque, rénale ou hépatique.

Diagnostic

Signes cliniques : œdèmes, HTA, OAP, prise de poids.

Traitement

Restriction hydrique, régime sans sel, repos au lit, diurétiques.

Hyperkaliémie (K > 5 mmol/L)

Étiologie

Artefact (garrot +++, hémolyse), insuffisance rénale, médicaments (diurétiques, *Bactrim*), acidose, brûlures.

Diagnostic

Signes cliniques : fatigabilité, paresthésies, paralysie.
Pronostic vital +++.
ECG en urgences.

Traitement

Réanimation si signes ECG avec alcalinisation par insuline-glucose, bicarbonates, résines échangeuses d'ions, gluconate de calcium, voire épuration extra-rénale.
Surveillance du ionogramme toutes les 4 h.

Hypokaliémie (K < 3,5 mmol/L)

Étiologie

Causes : carence en apport, HTA secondaire, corticothérapie, médicaments (diurétiques, lithium, aminoside, insuline), syndrome de levée d'obstacle +++, vomissements, diarrhées, brûlures.

Diagnostic

ECG systématique.
Signes cliniques : crampes, myalgies, asthénie, paralysie, constipation.

Traitement

Voie orale si déficit modéré, voie IVSE en réanimation sous monitoring cardio-tensionnel.
JAMAIS EN IVD +++.

Acidose (pH < 7,38) métabolique

RA = réserve alcaline < 22.

Étiologie

Causes : acidose lactique (hypoxie, choc, insuffisance hépatique, biguanides), acidocétose diabétique ou alcoolique, insuffisance rénale, intoxications médicamenteuses, diarrhée.

Diagnostic

Signes cliniques : dyspnée, confusion.

Traitement

Alcalinisation par bicarbonates ou à l'eau de Vichy, épuration extra-rénale.
Traitement étiologique.

Acidose (pH < 7,38) respiratoire

RA = réserve alcaline > 26.

Étiologie

Causes : neurologiques (AVC, tumeur, intoxication, obésité, Guillain-Barré, polyomyélite, myasthénie) ou pulmonaires (asthme, pneumopathie, embolie pulmonaire, œdème pulmonaire, BPCO, IRC).

Diagnostic

Signes cliniques : cyanose, confusion, céphalées, HTA, sueurs.

Alcalose (pH > 7,42) métabolique

RA = réserve alcaline > 26.

Étiologie

Causes : HTA secondaire, corticothérapie, intoxication au réglisse, médicaments (diurétiques), vomissements, hypokaliémie.

Diagnostic

Signes cliniques : crampes, convulsions, céphalées, confusion, coma.

23 Alcalose (pH > 7,42) respiratoire

RA = réserve alcaline < 22.

Étiologie

Causes : OAP, EP, pneumopathie, anxiété.

Diagnostic

Signes cliniques : polypnée, confusion, paresthésies, convulsions.

24. Œdèmes des membres inférieurs

Physiopathologie et mécanismes d'adaptation

- Augmentation de la pression hydrostatique (vasodilatation, augmentation de la pression veineuse) ; rétention hydro-sodée.
- Diminution de la pression oncotique (hypoprotidémie).
- Blocage des voies de drainage lymphatique (adénopathies, radiothérapie, chirurgie, parasitose).
- Augmentation de la perméabilité capillaire.

Étiologie

En général

- Dénutrition, altération de l'état général (hypoprotidémie, néoplasie).
- Insuffisance cardiaque droite.
- Syndrome néphritique aigu.
- Grossesse.
- Œdèmes cycliques idiopathiques.
- Iatrogènes (inhibiteurs calciques, corticoïdes).
- Syndrome néphrotique.
- Cirrhose hépatique.
- Sepsis.
- Hypothyroïdie.

Si OMI unilatéral

- Thrombose veineuse profonde +++ ou superficiel.
- Piqûre d'insecte.
- Érysipèlelymphangite.
- Fasciite nécrosante.
- Traumatisme.
- Compression.
- Lymphœdème.
- Allergie.
- Fistule.
- Syndrome algo-neuro-dystrophique.
- Parasitose.

Diagnostic

Signes fonctionnels

- Prise de poids.
- Dyspnée, tachycardie.
- Ictère, angiomes stellaires, circulation veineuse collatérale.

Examen clinique

- Œdèmes sous-cutanés, blancs, mous, indolores, prenant le godet, non inflammatoires, dans les zones déclives.
- Parfois œdèmes des séreuses donnant un tableau d'anasarque (épanchement pleural, péricardique, péritonéal).
- HTA.
- Cordon veineux induré.
- Insuffisance cardiaque : turgescence des jugulaires, reflux hépatojugulaire.
- Palpation abdominale, hépatosplénomégalie, ascite.

Examens complémentaires

- Radiographie thoracique.
- ECG.
- NFS (diminution de l'hématocrite).
- Ionogramme sanguin et urinaire : hypoprotidémie, natrémie normale.
- Albuminémie, électrophorèse des protéines sériques.
- Bilan hépatocellulaire, bilan de coagulation.
- Protéinurie des 24 h.
- BU +/– ECBU.
- Puis en fonction de la clinique : échographie abdomino-pelvienne, β-HCG, échographie cardiaque, échographie-Doppler veineux des membres inférieurs.

Traitement – Comprendre les prescriptions

Mesures générales

Prise en charge étiologique et symptomatique : repos au lit, régime désodé, restriction hydrique.

Médicaments

- Diurétiques en particulier furosémide *Lasilix* en association parfois avec un thiazidique.
- IEC et β-bloquant en cas d'insuffisance cardiaque.

- Anticoagulation en cas de maladie thrombo-embolique.
- Corticothérapie en cas de syndrome néphrotique.
- *Aldactone* en cas de décompensation œdémato-ascitique.

Traitement des formes terminales/sévères

Ponction de séreuses si mal supportée.

Comprendre les règles de prescriptions

Attention à l'hypokaliémie +++.
Clinique : poids (diminution max de 1 kg/j), TA, pouls, diurèse.
Biologie : ionogramme sanguin et urinaire, créatinémie, NFS.

☛ *Recueil de la diurèse*

Définition : volume des urines émises en 24 heures, variable selon les apports, la sudation et l'état hémodynamique.

Indication : analyse néphrologique, état d'hydratation en chirurgie, réanimation (diurèse horaire si utilisation de catécholamines) permettant une analyse quantitative (polyurie, oligurie, anurie) et qualitative (hématurie, pyurie, pneumaturie, chylurie).

Résultat : normal de 800 à 1 500 mL par jour.

Matériel nécessaire : bocal propre, gradué avec un couvercle propre. Étiquette sur le bocal, à manipuler avec des gants non stériles.

Déroulement : à débuter le matin de manière préférentielle. Prévenir le malade, tout le personnel, voire son entourage. Jeter les premières urines puis faire des mictions dans un bassin ou un urinal. S'il existe des fuites, utiliser un étui pénien.

Complications : oligo-anurie si diurèse inférieure à 20 mL en 1 h (250 mL en 12 h ; 500 mL par jour) donc prévenir le médecin.

Surveillance : quantité journalière en notant également les apports hydriques *per os* et IV.

PARTIE 4

Examens complémentaires

25. Abdomen urinaire sans préparation

Définition

Examen radiologique de l'abdomen sans injection de produit de contraste.

Indication

Position de sonde, bilan de lithiase (colique néphrétique à la recherche d'une opacité calcique, post-opératoire d'une LEC, d'une URS, d'une NLPC).

Contre-indication

Grossesse.

Précaution

Régime sans résidu de préférence 3 jours précédant l'examen.

Déroulement

Cliché radiologique de face, en décubitus dorsal.

Complications

Aucune.

Surveillance

Aucune.

26. Urographie intra-veineuse

Définition

Examen radiologique pour visualiser la totalité de l'arbre urinaire, de plus en plus remplacé par l'urotomodensitométrie (uro-scanner).

Indication

Hématurie, infections urinaires ou lithiases à répétition, niveau et nature d'une obstruction urinaire.

Contre-indication

Allergie à l'iode, insuffisance rénale, myélome, diabète décompensé et traitement par biguanides, grossesse.

Position/préparation

À jeun, régime sans résidu pendant les 3 jours précédant l'examen.

Précaution

Faire un prélèvement sanguin pour le dosage de la créatinémie.

Déroulement

Décubitus dorsal, voie veineuse périphérique. Plusieurs clichés entre T 15 et T 180 minutes.

Complications

Céphalées, nausées, RAU, allergie à l'iode.

Surveillance

Diurèse, bien boire.

27. Urétro-cystographie rétrograde et mictionnelle

Définition

Examen radiologique de l'urètre et de la vessie.

Indication

Infection urinaire à répétition (reflux vésico-urétéral), incontinence et trouble de la vidange vésicale (morphologie de la vessie, cystocèle, affaissement du plancher pelvien, vessie neurogène, fistule, malformation), obstruction urinaire basse (sténoses et valves urétrales) et traumatisme du bassin (rupture urétrale, plaie de vessie).

Contre-indication

Infection urinaire, non compliance du patient, mobilisation impossible.

Matériel nécessaire

Sonde de *Foley* avec son ballonnet (dégonflé) dans l'urètre distal. Pas d'anesthésie locale. +/– pince à verge.

Précaution

Antibioprophylaxie chez l'homme 3 jours avant l'examen.
ECBU +++.
Clamper le cathéter sus-pubien s'il y a en un. On peut également s'en servir pour vérifier le résidu.

Déroulement

Opacification rétrograde du bas appareil urinaire (sans être en surpression car il y a alors reflux dans le haut appareil urinaire) par du produit de contraste iodé.
Clichés en décubitus dorsal, en trois quarts et à quarante-cinq degrés puis cliché post-mictionnel à la recherche d'un résidu.

Complications

Infection urinaire.

28. Urétéro-pyélographie rétrograde

Définition

Examen radiologique du haut appareil urinaire (uretères et reins), sous contrôle scopique au bloc opératoire.

Indication

Lacunes et obstructions urétérales (calculs, tumeurs, traumatisme), anurie, insuffisance rénale (UIV contre-indiquée), allergie à l'iode (pas de passage sanguin), préparation à la montée de sondes dans l'uretère.

Contre-indication

Grossesse, infection urinaire.

Matériel nécessaire

Cystoscope, fil guide et sonde, produit de contraste, matériel de scopie.

Position/préparation

Position gynécologique, désinfection cutanée à la *Bétadine*.

Précaution

ECBU, radioprotection du personnel soignant.

Déroulement

Au bloc opératoire, sous anesthésie (obligatoire chez l'homme), position gynécologique. Introduction du cystoscope, cathétérisme des uretères puis opacification.

Complications

Infection urinaire, douleur, hématurie.

Surveillance

Diurèse (qualité et quantité), fièvre, surveillance post-anesthésie.

29. Échographie réno-vésico-prostatique

Définition

Examen de référence en urologie, à la fois morphologique et dynamique (si Doppler).

Indication

Analyse :

- des reins (taille, masse kystique ou tumorale, aide à la ponction-biopsie, dilatation des cavités pyélo-calicielles, obstacle ; couplé au Doppler pour l'analyse vasculaire du rein en particulier pour les greffons) ;
- des uretères (taille, obstacle) ;
- de la vessie (volume, lithiase, tumeur, diverticule, résidu post-mictionnel) ;
- de la prostate (taille, nodule, aide à la ponction-biopsie par voie endo-rectale).

Contre-indication

Obésité, état grabataire.

Position/préparation

Décubitus dorsal et latéral.

Précaution

À jeun de préférence, lavement digestif si échographie endo-rectale.

Complications

Aucune.

Surveillance

Aucune.

30. Uro-tomodensitométrie

Définition

Examen radiologique de l'abdomen et du pelvis, découpés en coupes millimétriques (avec possibilité de reconstruction) en insistant sur la visualisation de l'arbre urinaire (uro-scanner).

Indication

Traumatisme du rein, bilan de tumeur rénal, de l'urètre et de la vessie, bilan de colique néphrétique et de pyélonéphrite.

Contre-indication

Allergie à l'iode, insuffisance rénale, myélome, diabète décompensé et traitement par biguanides, grossesse.

Position/préparation

Décubitus dorsal, voie veineuse périphérique.

Précaution

À jeun, dosage de la créatinémie, bien hydrater.

Complications

Allergie à l'iode, insuffisance rénale aiguë.

Surveillance

Diurèse, créatinémie si besoin.

31. Uro-imagerie par résonance magnétique

Définition

Urographie (analyse de l'arbre urinaire) par IRM ou uro-IRM.

Indication

En cas de contre-indication à l'injection d'iode (allergie, grossesse, insuffisance rénale), chez les transplantés rénaux et chez les enfants. Bilan des affections urinaires (en particulier obstructives). Troubles neurologiques de la miction. Bilan de tumeur prostatique.

Contre-indication

Stimulateur cardiaque, prothèse métallique, clips chirurgicaux, claustrophobie, agitation.

32. Scintigraphie rénale

Définition

Évaluation indolore de la fonction de chaque rein par un marqueur radioactif.

Indication

Néphro-urologie pédiatrique (reflux vésico-urétéral, pyélonéphrite aiguë et chronique) ; HTA réno-vasculaire, fonction du greffon.

Contre-indication

Grossesse.

Matériel nécessaire

Gamma-caméra.
Radiotraceurs injectés par voie IV

- dynamique « fonctionnelle » avec test pharmacologique (*Lasilix* si obstruction, *Captopril* si HTA) et traceur : MAG-3 si insuffisance rénale ;
- imagerie « statique » ^{99m}Tc-DMSA chez l'enfant.

Position/préparation

Non à jeun, bien hydrater.

Déroulement

Décubitus dorsal, d'une durée de 30 minutes.

Surveillance

Diurèse, tension artérielle.

33. Cystoscopie, fibroscopie souple et urétéro-réno-scopie

Définition

Exploration diagnostique et thérapeutique de l'urètre, de la vessie, des voies excrétrices supérieures et du rein.

Indication

Bilan d'hématurie ou de troubles mictionnels, résection d'une tumeur de l'appareil urinaire ou de la prostate, fragmentation d'une lithiase, sténose de l'urètre, drainage du haut appareil, pose d'une sonde vésicale.

Contre-indication

Infection urinaire, prothèse de hanche.

Matériel nécessaire

Parfaitement stérile → endoscope (gaine + optique) de différents angles de vision, source de lumière avec câble, irrigation, caméra si possible.

Position/préparation

Position gynécologique, sous anesthésie, désinfection cutanée.

Précaution

ECBU pré-opératoire.

Complications

Fausses routes, TURP syndrome, distension vésicale.

Surveillance

Diurèse, hématurie, infection urinaire, ionogramme sanguin si crainte de TURP (Trans Urethral Resection Prostate) syndrome.

34. Ponction biopsie rénale

Définition

Prélèvements biopsiques dans le parenchyme rénal pour une analyse anatomo-pathologique.

Indication

Insuffisance rénale, syndrome néphrotique, néphropathie, rejet de greffe.

Contre-indication

Rein unique ou petits reins, HTA non contrôlée, troubles de la coagulation et de l'hémostase (anticoagulant, AVK), cancer du rein, fièvre le jour de l'examen, polykystose rénale.

Matériel nécessaire

Billot.
Champs, gant, compresses, pansements stériles et antiseptiques.
Anesthésique local *Xylocaïne*, aiguille SC, bistouri, aiguille à ponction lombaire et trocart spécial.

Position/préparation

Prémédication, une voie veineuse périphérique.

Précaution

Groupe sanguin et RAI, bilan d'hémostase.

Déroulement

Sous anesthésie locale et monitoring cardio-tensionnel, par voie percutanée écho-guidée.
Décubitus ventral désinfection cutanée.
Ne pas se lever, au minimum 12 h, après le geste.

Complications

Malaise vagal, hématurie, hématome périrénal (pansement compressif).

Surveillance

Hospitalisation 2 jours pour surveillance de la diurèse (hématurie), tension artérielle et pouls, hématome.
Bien boire.
Pas de sports violents pendant 3 semaines.

35. Ponction biopsie de prostate

Définition

Carottes biopsiques de la glande prostatique pour analyse anatomo-pathologique et établir le score histo-pronostique de Gleason.

Indication

Suspicion clinique (anomalies au toucher rectal) ou biologique (élévation du PSA) d'adénocarcinome prostatique.

Contre-indication

Infection urinaire, trouble de la coagulation, amputation abdomino-périnéale, sténose rectale.

Position/préparation

ECBU stérile, bilan de coagulation. Lavement digestif et anti-bioprophylaxie.

Précaution

Pas d'anesthésie, non à jeun. En ambulatoire. Échoguidage. Décubitus latéral ou dorsal.

Complications

Rectorragies, prostatite, malaise vagal, RAU, hématurie et hémospermie.

Surveillance

Fièvre, diurèse.

36. Bilan uro-dynamique

Définition

Cet examen qui dure environ 20 à 30 minutes permet de mesurer le volume vésical maximal (capacité vésicale), le volume résiduel (urines restant après la miction), le comportement de la vessie (hyperactivité), mais également de mesurer les pressions tant dans la vessie que dans le canal urinaire (urètre) et de déterminer la force du sphincter.

Indication

Troubles mictionnels et bilan d'incontinence urinaire, obstruction cervico-urétrale, sténose urétrale, dysfonction vésico-sphinctérienne.

Matériel nécessaire

Débitmétrie

Miction dans un débitmètre et mesure du résidu post-mictionnel → débit maximal et moyen; volume et durée de la miction.
Interprétable si volume > 150 mL.
Normal si courbe en cloche avec débit maximal > 15 mL/sec.

Cystomanométrie

Cathéter fin dans l'urètre (rempli à l'eau distillée) avec un capteur électronique placé dans la vessie, le tout relié au cystomanomètre → capacité, compliance, sensibilité et activité vésicale.

Urétromanométrie

Cathéter fin dans l'urètre → pression de clôture maximale.

37. Lithotritie extra-corporelle

Définition

Destruction, par onde de choc d'un calcul rénal ou urétéral, réduit en fragments, éliminés par les voies urinaires naturelles. Les ondes de choc sont créés par différents types de générateurs (hydro-conductifs, piezzo-électrique).

Indication

Traitement de référence de tous les calculs urinaires.

Contre-indications

Absolues : grossesse, prise d'aspirine, troubles de la coagulation.
Relatives : *pacemaker*, obésité, fièvre.

Position/préparation

Consultation d'anesthésie.
Parfois mise en place d'une endoprothèse urétérale avant la lithotritie extra-corporelle.

Précaution

ECBU stérile et arrêt des anti-aggrégants plaquettaires, des AVK et des héparines.

Déroulement

Traitement ambulatoire.
Sous sédation légère en ventilation sportanée. Parfois, aucune anesthésie.
Décubitus dorsal.
Repérage du calcul par échographie et/ou radiologie.
3 000 ondes de choc sont délivrées par le lithotriteur au cours de chaque séance.
Reprise d'une activité normale à 48 h.

Complications

Hématurie 12 à 24 h.
Échec après le traitement : séance supplémentaire, URSS, néphrolithotomie percutanée.

Obstruction de l'uretère par les fragments en cours d'élimination.
Hématome rénal.
Douleur.
Infection.

Surveillance

Tamisage des urines pour analyse des calculs.
Tension, température, douleur, diurèse (quantité, couleur).
Contrôle radiologique à 3 semaines.

38. Bandelette urinaire

Définition

Test d'orientation rapide d'une infection urinaire mettant éventuellement en évidence la présence de leucocytes et de bactéries nitrate-réductase positives.

Indication

Dépistage (et non diagnostic) devant des signes fonctionnels urinaires à la recherche d'une infection urinaire (en particulier chez la femme enceinte) ou d'une maladie lithiasique.
Dépistage systématique en médecine du travail du diabète et de néphropathie.

Contre-indication relative

Antibiothérapie, hématurie ou sonde vésicale (faire un ECBU).

Matériel nécessaire

Bandelettes réactives conservés dans un pot hermétique, clos, à température ambiante.

Précaution

Tenir compte des faux positifs liés aux menstruations, sondage, leucorrhées ; lavage du récipient avec des oxydants ou des acides ; *Zyloric*, *Captopril*, *Rifadine*, dérivés nitrés.

Déroulement

Recueil des urines ayant séjourné 3 heures dans la vessie, au milieu du jet après toilette génitale simple dans un récipient propre, sec et stérile.
Pose de gants non stériles.
Immersion rapide de la bandelette dans les urines.
Égouttage sans toucher les zones réactives de la bandelette.
Lecture visuelle en position horizontale selon le gradient colorimétrique figurant sur le pot ou manipulation dans un appareil automatique (contrôlé une fois par mois).

Résultats

On regarde :

- pH ;
- glucose (diabète, attention aux faux positifs avec les antiseptiques) ;
- corps cétoniques (diabète, jeune, hypoglycémie) ;
- leucocytes et nitrites (non retrouvées chez les *cocci* Gram + et le *Pseudomonas*) ;
- protéines (attention aux faux positifs avec les antiseptiques et une hématurie importante) ;
- sang (antiseptiques, menstruations, origine uro-néphrologique).

Donc :

- normal si tout est négatif ;
- infection urinaire si leucocytes et/ou nitrites positifs → faire un ECBU ;
- colique néphrétique si hématurie microscopique ;
- acidocétose diabétique et diabète devant une glycosurie ;
- maladies néphrologiques si protéinurie.

39. ECBU

Définition

Examen cytologique (aspect quantitatif) et analyse microbiologique des urines (analyse qualitative par examen direct ; aspect quantitatif par culture et identification puis antibiogramme), préférentiellement le matin ou ayant séjourné 3 heures dans la vessie.

Indication

Symptomatologie urinaire (pollakiurie, dysurie, brûlures, hématurie).
Douleur sus-pubienne, douleurs lombaires.
Incontinence urinaire.
Fièvre.
BU positive (leucocyturie, nitriturie).
Grossesse.
Pré-opératoire uro-gynécologique.
Contrôle post-thérapeutique.
Remarque : l'ECBU n'est pas requis en cas de cystite de la femme non enceinte de moins de 65 ans, sans antécédent.

Déroulement

Lavage hygiénique des mains, toilette soigneuse avec un antiseptique de la sphère uro-génitale.
Recueil du 2e jet sans toucher les bords du pot à ECBU.
Bien fermer le récipient, l'étiqueter au nom du patient (pas sur le couvercle).
Envoi rapide au laboratoire ou conservation à 4 °C moins de 12 heures, avec une demande correctement remplie (en particulier si antibiothérapie).

Conditions particulières

Sondage à demeure : prélever après clampage et désinfection avec une seringue au niveau de la chambre de prélèvement. Ne pas rompre le système clos.
Enfant : collecteur stérile à usage unique pour une durée de 1 heure.
Prélèvement sur 1er jet en cas de recherche de mycobactéries, de *Chlamydia*, de mycoplasme si suspicion d'urétro-prostatites.

Urétérostomie, sonde urétérale : bien désinfecter la stomie ou la sonde puis prélever de façon normale.

Résultats

Leucocyturie	*Bactériurie*	*Diagnostic*
$> 1.10^4$	1.10^5	Infection urinaire
$< 1.10^4$	$< 1.10^3$	Pas d'infection urinaire
$< 1.10^4$	$\approx 1.10^3$	Souillure → Nouvel ECBU
$> 1.10^4$	1.10^3 à 1.10^5	Infection urinaire possible → Nouvel ECBU
$> 1.10^4$	$< 1.10^3$	Leucocyturie aseptique
Bactériurie asymptomatique = colonisation avec 2 ECBU avec leucocyturie $> 1.10^4$, bactériurie $> 1.10^5$ et un germe retrouvé sans signe clinique.		

40. Cathétérisme sus-pubien

Définition

Geste médical de drainage des urines le plus aseptique possible par voie percutanée au niveau sus-pubien lorsque le sondage vésical par voie urétrale est impossible (obstacle urétro-prostatique) ou contre-indiqué.

Indication

Drainage des urines en cas de rétention d'urines et lorsqu'il y a une contre-indication à la voie urétrale (sténose, traumatisme urétral, prostatite).

Contre-indications

Trouble de la coagulation (patient sous *Aspégic, Kardégic, Plavix, Sintrom, Préviscan, Calciparine, Lovenox*… avec TP < 50 % et/ou plaquettes < 50 000) ou maladie de la crase sanguine (hémophilie).
Tumeur de vessie (hématurie, dissémination).
Pontage artériel rétro-pubien (embrochage du pontage).

Matériel nécessaire

Gants stériles, compresses stériles, eau et antiseptiques, champ troué.
Kit de cathéter sus-pubien (trocart de ponction et cathéter CH 10 à 15).
Seringue de 20 mL, aiguille et *Xylocaïne* à 2 % pour l'anesthésie locale.
Bistouri (lame 11) et fil à peau non résorbable.
Collecteur d'urines.
Pansement avec 2 compresses sèches pliées.
Position/préparation : patient allongé avec lit dont la hauteur est adaptée au soignant.
Rasage jusqu'au nombril.

Précaution

La vessie doit être pleine, le globe vésical (matité sus-pubienne) certain cliniquement.

Déroulement

Lavage des mains.

Gants non stériles puis premier lavage cutané.
Gants stériles, mise en place du champ troué.
Repérage du point de ponction, à 2 cm au-dessus du pubis, sur la ligne médiane.
Anesthésie locale, en vérifiant qu'elle a bien atteint la vessie.
Connexion du cathéter au sac collecteur.
Vérification de l'intégrité du trocart.
Incision punctiforme de la peau au bistouri et introduction de l'ensemble trocart-cathéter.
Retrait du trocart et fixation du cathéter à la peau à l'aide d'un fil non résorbable.
Appareillage et pansement stérile en évitant de couder le cathéter.

Complications

Plaie intestinale.
Hématurie avec caillotage.
Fuites.
Infection.
Hémorragie *a vacuo* (rupture de veines sous-muqueuses sur une vessie distendue) : clampage tous les 400 mL pendant 15 minutes.
Syndrome de levée d'obstacle en cas de rétention aiguë d'urines : hyper-diurèse avec défaillance rénale. Prévenir le médecin dès 1 L d'urines, clamper les urines, bien hydrater et surveiller biologiquement les troubles hydro-électrolytiques.

Surveillance

Maintenir la poche en position déclive.
Noter la quantité d'urine évacuée et l'aspect.
Bien boire.
Quantifier les urines en faisant un bilan entrée/sortie, noter leur aspect, leur couleur, l'odeur et la présence de dépôt (caillot, mucus).
BU et ECBU sur les premières urines.
Surveillance de la température.
Ionogramme sanguin, créatinémie si syndrome de levée d'obstacle.
Soins locaux (perméabilité, fixation de la sonde; état cutané) et soins de sonde (pansement 3 fois par semaine) en vérifiant que la sonde ne soit pas coudée.

PARTIE 5

Médicaments

41. Extraits végétaux

Serenoa repens (*Permixon*), pygeum africanum (*Tadenan*).

Mécanismes d'action

Mal connu.

Exemple

Nom du principe actif = Serenoa repens (*Permixon*), pygeum africanum (*Tadenan*).

Indications

Adénome de prostate.

Posologie

1 comprimé matin et soir.

Contre-indications

Aucune.

Effets secondaires

Céphalées, troubles digestifs.

Surveillance biologique

Toucher rectal et PSA chaque année.

42. Alpha-bloquants

Mécanismes d'action

Blocage des récepteurs α-1 au niveau de la vessie, de l'urètre et de la prostate.

Principales molécules

Alfuzosine (*Xatral* LP), tamsulosine (*Omexel, Mecir*).

Indications

Adénome de prostate.

Posologie

1 comprimé le soir.

Contre-indications

Allergie, hypotension orthostatique, insuffisance hépatique, association avec d'autres α-bloquants.

Effets secondaires

Hypotension orthostatique, troubles digestifs, tachycardie (angor), céphalées, somnolence.

Surveillance biologique

Toucher rectal et PSA tous les ans.

43. Inhibiteurs de la 5-alpha-réductase

Mécanismes d'action

Inhibition de l'enzyme permettant la synthèse de la testostérone en dihydrotestostérone qui est l'hormone active intra-prostatique à l'origine de son développement.

Principales molécules

Finastéride (*Chibro-proscar*), dutastéride (*Avodart*).

Indications

Adénome de prostate, alopécie.

Posologie

1 comprimé par jour.

Contre-indications

Allergie.

Effets secondaires

Dysfonction érectile et baisse de la libido, douleur testiculaire, gynécomastie.

Surveillance biologique

Toucher rectal et PSA annuellement (doubler le taux de PSA pour avoir le taux « réel »).

44. Paracétamol

Indications

Affections douloureuses +/– fébriles.

Principales molécules (DCI)

Doliprane, Dafalgan, Efferalgan, Perfalgan (IV).

Posologie

1 g × 4 par jour.

Contre-indications

Insuffisance hépatique, allergie.

Effets secondaires

Urticaire, hépatotoxicité.

45. AINS

Mécanismes d'action

Inhibition de la cyclo-oxygénase 1 et 2.

Principales molécules (DCI)

Kétoprofène (*Profénid*), diclofénac (*Voltarène*).

Indications

Affection douloureuse.

Posologie et surveillance

Un comprimé matin et soir, à prendre au milieu du repas, à stopper si douleur épigastrique.

Contre-indications

Allergie, ulcère gastro-duodénal, rectorragies, grossesse, lupus, déshydratation, insuffisance rénale, anticoagulants, *Aspirine*, dispositif intra-utérin.

Effets secondaires

Troubles digestifs, ulcère gastro-duodénal, urticaire.

46. Antispasmodiques

Indications

Colique néphrétique, colopathie fonctionnelle, colique hépatique, dysménorrhée.

Principales molécules (DCI)

Phloroglucinol (*Spasfon*), trimébutine (*Débridat*).

Posologie

1 à 2 comprimés matin, midi et soir.

Contre-indications

Allergie.

Effets secondaires

Troubles digestifs.

47. Morphines

Indications

Douleurs intenses, rebelles aux autres antalgiques de palier inférieur.

Principales molécules (DCI)

- *Per os* d'action brève (*Actiskénan, Sévrédol*) ou à libération prolongée (*Skénan, Moscontin* et *morphine-like Oxycontin, Sophidone*) : 60 mg/j en augmentant de 50 % les doses en cas d'inefficacité.
- IV ou SC : chlrohydrate ou sulfate de morphine à la dose de 5 mg SC ou 1 mg IV 6 fois par jour.
- Percutané : fentanyl *Durogésic* pour 72 h.

Posologie

Dose équi-analgésique : 1 mg *per os* = 1/2 mg SC = 1/3 mg IV.

Contre-indications

Insuffisance respiratoire, hépatique, rénale. Traumatisme crânien et hypertension intracrânienne, convulsions, ivresse, allergie, grossesse et allaitement, association avec agoniste-antagoniste morphinique (*Temgésic, Nubain*).

Effets secondaires

Constipation, nausées-vomissements, dépression respiratoire, sédation, myosis, rétention aiguë d'urines, délire, confusion, hypotension orthostatique, dépendance.

Surveillance

Laxatifs (constipation) et anti-émétiques (vomissements).
Oxymétrie de pouls et fréquence respiratoire.

48. Oxybutynine (*Ditropan*), trospium (*Ceris*)

Mécanismes d'action

Antispasmodiques anticholinergiques inhibant l'activité vésicale.

Indications

Incontinence urinaire par instabilité vésicale.

Posologie et surveillance

- *Ditropan* : de 1/2 comprimé matin, midi et soir à 1 comprimé trois fois par jour.
- *Ceris* : 1 comprimé matin et soir.

Contre-indications

Glaucome aigu, rétention aiguë d'urines par adénome de prostate, occlusion intestinale, insuffisance rénale, grossesse et enfant.

Effets secondaires

Bouche sèche, constipation, rétention aiguë d'urines, glaucome, tachycardie, confusion.

Surveillance biologique

Aucune.

49. Fosfomycine-trométalol

Indications

Traitement « minute » de la cystite aiguë non compliquée de la femme.

Principales molécules (DCI)

Monuril et *Uridoz*.

Posologie et surveillance

1 sachet de 3 grammes à jeun en prise unique.

Contre-indications

Allergie, insuffisance rénale sévère.

Effets secondaires

Troubles digestifs.

50. Quinolones de 2e génération = fluoroquinolones

Indications

Légionellose, infections à bacilles Gram négatif, gonococcies.

Principales molécules

- Ciprofloxacine (*Ciflox* et *Uniflox*) (traitement « minute » de la cystite aiguë et de l'uréthrite gonococcique).
- Lévofloxacine (*Tavanic*).
- Ofloxacine (*Oflocet*).
- Péfloxacine (*Péflacine*) (traitement « minute » de la cystite aiguë et de l'uréthrite gonococcique).
- Norfloxacine (*Noroxine*).

Posologie

- Ciprofloxacine (*Ciflox*) :
  - *per os* : un comprimé de 500 mg matin et soir ;
  - IV : une injection de 200 mg matin et soir.
- Ciprofloxacine (*Uniflox*) *per os* : 1 comprimé de 500 mg.
- Lévofloxacine (*Tavanic*) :
  - *per os* : un comprimé de 500 mg matin et soir ;
  - IV.
- Ofloxacine (*Oflocet*) :
  - *per os* : un comprimé de 200 mg matin et soir ;
  - IV : une injection de 200 mg matin et soir.
- Péfloxacine (*Péflacine*) (traitement « minute » de la cystite aiguë et de l'uréthrite gonococcique) :
  - *per os* : 2 comprimés à 400 mg ;
  - IV : une injection de 400 mg matin et soir.
- Norfloxacine (*Noroxine*), *per os* : un comprimé de 400 mg matin et soir.

Contre-indications

Allergie, tendinopathie, déficit en G6PD, exposition au soleil, grossesse et allaitement, enfants, insuffisance rénale.

Effets secondaires

Tendinopathie, phototoxicité, troubles digestifs.

51. Triméthoprime et cotrimoxazole

Principales molécules

Triméthoprime (*Wellcoprim*) et cotrimoxazole (*Bactrim Forte*).

Indications

Wellcoprim : cystite aiguë non compliquée.
Bactrim Forte : infection urinaire haute, prostatite, orchi-épididymite.

Posologie et surveillance

Wellcoprim : un comprimé par jour.
Bactrim Forte : un comprimé matin et soir.

Contre-indications

Allergie, méthotrexate, anémie, insuffisance rénale et hépatique, grossesse et allaitement.

Effets secondaires

Troubles digestifs, allergie, anémie et neutropénie (NFS hebdomadaire), insuffisance rénale et hépatique.

52. Nitrofurantoïne

Principales molécules

Nitrofurantoïne (*Furandantine*).

Indications

Cystite aiguë non compliquée de la femme.

Posologie et surveillance

1 à 2 comprimés matin, midi et soir en fin de repas.

Contre-indications

Allergie, déficit en G6PD, grossesse, nouveau-né et insuffisance rénale sévère.

Effets secondaires

Troubles digestifs, urticaire, anémie.

53. Céphalosporines de 3e génération

Principales molécules (DCI)

Ceftriaxone (*Rocéphine*), céfotaxime (*Claforan*), Céfixime (*Oroken*).

Indications

Infection urinaire haute et basse, prostatite.

Posologie et surveillance

- *Rocéphine* : une injection IV ou IM quotidienne d'un gramme.
- *Claforan* : une injection IV ou IM d'un gramme matin, midi et soir.
- *Oroken* : un comprimé de 200 mg matin et soir.

Contre-indications

Allergie, insuffisances rénale et hépatique concomitantes.

Effets secondaires

Allergie, troubles digestifs.

54. Aminopénicilline

Principales molécules

Amoxicilline + clavulanate (*Augmentin*).

Indications

Infections uro-génitales à *cocci* Gram positif et négatif, bacilles Gram positif et négatif, à anaérobies.

Posologie

Un gramme IV ou *per os* trois fois par jour.

Contre-indications

Allergie, mononucléose infectieuse, allopurinol et méthotrexate, insuffisance rénale sévère.

Effets secondaires

Allergie, troubles digestifs.

55. Macrolide, azalide

Principales molécules

Azithromycine (*Zythromax*).

Indications

Uréthrite à *Clamydia trachomatis* et *Ureaplasma urealyticum*.

Posologie

4 comprimés de 250 mg en une prise unique.

Contre-indications

Allergie, association avec dérivés de l'ergot de seigle, vasoconstricteurs, agonistes dopaminergiques.

Effets secondaires

Troubles digestifs, ergotisme.

56. Aminosides ou aminoglycosides

Principales molécules

Gentamicine (*Gentalline*), netilmicine (*Nétromicine*), amikacine (*Amiklin*).

Indications

En association dans le traitement des infections génito-urinaires.

Posologie

IV ou IM : respectivement 3, 5 et 15 mg/kg/jour en une injection.

Contre-indications

Allergie, myasthénie, association avec sels de platine, insuffisance rénale, grossesse.

Effets secondaires

Allergie, toxicité cochléo-vestibulaire et rénale.

Surveillance biologique

Taux résiduel si insuffisance rénale.

57. Anti-androgènes

Principales molécules

- Flutamide (*Eulexine*).
- Biculamide (*Casodex*).
- Cyprotérone (*Androcur*).

Mécanismes d'action

Blocage périphérique des récepteurs androgéniques.

Indications

Cancer de la prostate métastasé, en association avec un agoniste de la LH-RH ou de la castration chirurgicale.

Posologie

- *Anandron* et *Casodex* : 1 comprimé par jour.
- *Eulexine* : 1 comprimé matin, midi et soir.
- *Androcur* : 2 comprimés matin, midi et soir.

Contre-indications

Insuffisance hépatique.

Effets secondaires

Impuissance, bouffées de chaleur, troubles de la vision, troubles digestifs, aplasie médullaire.

Surveillance biologique

Transaminases, fréquence respiratoire et oxymétrie de pouls, INR si traitement par AVK.

58. Agonistes de la LH-RH

Principales molécules

- Triptoréline (*Décapeptyl*).
- Leuproréline (*Enantone*).
- Goséréline (*Zoladex*).

Mécanismes d'action

Arrêt de la sécrétion hypophysaire de LH, inhibant ainsi la sécrétion de testostérone par les testicules.

Indications

Cancer de prostate métastasé, endométriose, fibrome utérin.

Posologie et surveillance

Une injection IM tous les 3 mois ou tous les 6 mois (forme LP : libération prolongée).

Contre-indications

Allergie.

Effets secondaires

Poussée évolutive lors de l'initiation du traitement (donc adjoindre un anti-androgène périphérique), bouffées de chaleur, impuissance, gynécomastie, troubles digestifs, hypertension artérielle, tachycardie, troubles neuro-psychiatriques.

Surveillance biologique

Testostéronémie et PSA sur un rythme semestriel.

59. Alkylants/BCG intravésical

Principales molécules

Mitomycine C (*Amétycine)*
BCG *(Immucyst*).

Indications

Traitement des tumeurs épithéliales de vessie.

Posologie et surveillance

- *Amétycine* : 40 mg/semaine pendant 8 semaines puis tous les 15 jours pendant 6 mois.
- *Immucyst* : une instillation, à débuter à un mois de la RTUV, par semaine pendant 6 semaines, puis arrêt pendant 6 semaines, puis une instillation par semaine pendant 3 semaines, renouvelable à 6 mois.

Contre-indications

- *Amétycine* : allergie, grossesse et allaitement, insuffisance rénale, vaccin contre la fièvre jaune.
- *Immucyst* : chimio-radiothérapie, tuberculose, immuno-suppression, infection urinaire, hématurie dans les 15 jours précédents.

Effets secondaires

- *Amétycine* : toxicité hématologique, alopécie, troubles digestifs.
- *Immucyst* : fièvre, signes fonctionnels urinaires, infections uro-génitales, BCGite.

Surveillance

- *Amétycine* : NFS, protéinurie, créatinémie + surveillance cardio-pulmonaire clinique et radiologique ; anti-émétisants.
- *Immucyst* : paracétamol si fièvre, antispasmodiques si signes fonctionnels urinaires, ECBU, traitement antituberculeux pendant 6 mois si BCGite.

60. Diurétiques de l'anse

Principales molécules

Furosémide (*Lasilix*), bumétanide (*Burinex*).

Mécanismes d'action

Inhibition de la réabsorption de NaCl au niveau de la branche ascendante de l'anse de Henlé et augmentation de l'excrétion urinaire de potassium, magnésium et calcium.

Indications

Hypertension artérielle, insuffisance cardiaque, rénale ou hépatique; OAP, hypercalcémie, rétention hydro-sodée.

Posologie et surveillance

Un à deux comprimés le matin.

Contre-indications

Allergie, insuffisance rénale obstructive, insuffisance hépatique sévère, grossesse, déshydratation extracellulaire, hypovolémie, digitaliques, lithium.

Effets secondaires

Déshydratation, hypokaliémie, encéphalopathie hépatique.

Surveillance biologique

Natrémie, kaliémie et créatinémie, glycémie et uricémie.

61. Diurétiques thiazidiques

Principales molécules

Hydrochlorothiazide (*Esidrex*), indapamide (*Fludex*) souvent en association avec un autre anti-hypertenseur (Co-ARAII ou Co-IEC).

Mécanismes d'action

Inhibition de la réabsorption de NaCl au niveau du segment cortical de dilution avec augmentation de l'excrétion urinaire de potassium, magnésium et diminution de l'excrétion urinaire de calcium.

Indications

Hypertension artérielle, insuffisance cardiaque, rénale ou hépatique, hypercalciurie.

Posologie et surveillance

1/2 à 1 comprimé le matin.

Contre-indications

Allergie, insuffisance hépatique et rénale sévère, grossesse, digitaliques, lithium.

Effets secondaires

Déshydratation extracellulaire, hyponatrémie, hypokaliémie, encéphalopathie hépatique, hypercalcémie, troubles digestifs.

Surveillance biologique

Natrémie, kaliémie et créatinémie, uricémie.

62. Diurétiques anti-aldostérone

Principales molécules

Spironolactone (*Aldactone*).

Mécanismes d'action

Diurétiques épargneurs potassiques par inhibition de la pompe Na/K ATPase.

Indications

Hyperaldostéronisme primaire (hyperplasie bilatérale des surrénales), hypertension artérielle, insuffisance cardiaque, rénale ou hépatique, hypokaliémie, rétention hydro-sodée.

Posologie et surveillance

Un à deux comprimés le matin.

Contre-indications

Allergie, insuffisance rénale, hyperkaliémie, insuffisance hépatique sévère, grossesse.

Effets secondaires

Gynécomastie, dysfonction érectile, troubles digestifs, céphalées, somnolence, déshydratation, hypokaliémie, encéphalopathie hépatique.

Surveillance biologique

Natrémie, kaliémie et créatinémie, transaminases.

63. Inhibiteurs de la phosphodiestérase de type 5 (PDE5)

Principales molécules

Sildénafil (*Viagra*), vardénafil (*Levitra*), tadalafil (*Cialis*).

Mécanismes d'action

Inhibition puissante de la PDE5, permettant un relâchement des fibres musculaires lisses et l'engorgement vasculaire des corps caverneux à l'origine de l'érection.

Indication

Dysfonction érectile.

Posologie

1 comprimé (dont le dosage peut augmenter) à prendre 30 minutes avant le rapport sexuel.
Ou prise quotidienne forme microdosée (5 mg quotidien de tadalafil).

Contre-indications

Cardiopathie empêchant toute activité sexuelle (angor instable, insuffisance cardiaque sévère, infarctus myocardique < 3 mois, troubles du rythme), AVC < 6 mois, hypotension artérielle, insuffisance hépatique et rénale sévère, allergie, dérivé nitrés.

Effets secondaires

Hypotension artérielle, céphalées, flush, troubles digestifs, vertiges, troubles cardio-vasculaires, priapisme.

Surveillance biologique

Bilan cardiologique initial.

64. Alprostadil intracaverneux

Principales molécules

Edex et *Caverject*.

Mécanismes d'action

Analogue de la prostaglandine dilatant les artères, relâchant les fibres musculaires lisses.

Indication

Dysfonction érectile si inhibiteurs de la PDE5 inefficaces, remboursés dans certaines indications.

Posologie et surveillance

Une injection intracaverneuse dont la posologie peut augmenter, sans dépasser 1 injection quotidienne. Les injections ne sont pas contre-indiquées en cas d'anticoagulation effective.

Contre-indications

Cardiopathie empêchant toute activité sexuelle (angor instable, insuffisance cardiaque sévère, infarctus myocardique < 3 mois), hypotension artérielle, prédisposition au priapisme (drépanocytose, leucémies, myélome), allergie.

Effets secondaires

Douleurs à l'injection, hématome, céphalées, vertiges, hypotension artérielle, priapisme.

Surveillance biologique

Apprentissage initial.

65. Azathioprine (*Imurel*)

Mécanismes d'action

Molécule cytotoxique et anti-proliférative par analogie des bases puriques.

Indications

Prévention du rejet en transplantation, maladies auto-immunes et inflammatoires.

Contre-indications

Grossesse, allergie, allopurinol *Zyloric* (aplasie médullaire).

Effets secondaires

Leucopénie, infections, cancers cutanés, alopécie, hépatite, troubles digestifs.

Surveillance biologique

NFS hebdomadaire.

66. Ciclosporine (*Néoral*)

Mécanismes d'action

Inhibiteur de la calcineurine, donc diminution de la synthèse des protéines du rejet (IL2 des lymphocytes CD4).

Indications

Transplantation d'organes, greffe de moelle osseuse, maladies auto-immunes et inflammatoires.

Contre-indications

Allergie, grossesse, néoplasie, infection, médicaments (diurétiques hyperkaliémiants, statines, anticonvulsivants, antituberculeux, amiodarone, calcium-bloqueurs, antifungiques, macrolides, tacrolimus, antiviraux).

Effets secondaires

Insuffisance rénale aiguë, hépatite, HTA, infections opportunistes, cancers cutanés, acné, alopécie, hypertrichose, gingivorragie, troubles digestifs, tremblements, goutte, dyslipidémie, hyperkaliémie, allergie.

Surveillance biologique

Fonction rénale et hépatique, ciclosporinémie.

67. Tacrolimus (*Prograf*), sirolimus (inhibiteur de la mTOR) (*Rapamune*)

Mécanismes d'action

Inhibition de la formation des lymphocytes cytotoxiques.

Indication

Prévention du rejet du greffon.

Contre-indications

Allergie, grossesse et allaitement, association avec ciclosporine, antifungiques et jus de pamplemousse.

Effets secondaires

Insuffisance rénale et hépatique, neurotoxicité, diabète induit, HTA, troubles digestifs, dyslipidémie.

Surveillance biologique

Ionogramme sanguin, créatinémie, glycémie, bilan hépato-cellulaire, bilan d'hémostase, NFS, taux sanguin en immunosuppresseurs, exploration d'une anomalie lipidique.

68. Mycophénolate mofétil (*Cellcept*)

Mécanismes d'action

Immunosuppresseur inhibant la synthèse des bases purines.

Indication

Prévention du rejet aigu d'organe, en association avec les corticoïdes et la ciclosporine.

Contre-indications

Allergie, vaccins vivants atténués, grossesse et allaitement, médicaments (*Aciclovir*).

Effets secondaires

Neutropénie, cancers cutanés et lymphomes, infections, troubles digestifs.

Surveillance biologique

Créatinémie, NFS.

69. Corticoïdes de synthèse

Principales molécules

Prednisone (*Cortancyl*), prednisolone (*Solupred*).

Mécanismes d'action

Effet anti-inflammatoire et immunosuppresseur à forte dose.

Indications

Syndrome néphrotique, prévention du rejet.

Contre-indications

Infections en cours non contrôlées, ulcère gastroduodénal, cirrhose, troubles psychiatriques.

Effets secondaires

Rétention hydro-sodée, hypokaliémie, diabète induit, amyotrophie, ostéoporose, retard de croissance et de cicatrisation, prise de poids, ulcère gastroduodénal, insomnie, infections +++, acné, HTA.

Surveillance (corticothérapie au long cours)

Régime riche en protéines, calcium et potassium, pauvre en glucides et lipides.

Tolérance clinique, poids, tension artérielle.

Kaliémie, créatinémie, glycémie.

IPP (oméprazole, *Mopral*) +/– fibroscopie œso-gastroduodénale si antécédent d'ulcère.

70. Carbonate de calcium (*Calcidia*)

Indications

Hypocalcémie, hyperphosphorémie.

Posologie et surveillance

2 sachets par jour au maximum.

Contre-indications

Hypercalcémie, hypercalciurie, lithiase calcique.

Effets secondaires

Troubles digestifs.

Surveillance biologique

Calcémie.

71. Sevelamer hydrochoride (*Renagel*)

Mécanismes d'action

Chélateur du phosphore.

Indications

Hyperphosphorémie.

Posologie et surveillance

Un comprimé matin, midi et soir.

Contre-indications

Allergie, hypophosphorémie.

Effets secondaires

Troubles digestifs, céphalées, hypotension.

Surveillance biologique

Phosphorémie.

72. Vitamine D

Mécanismes d'action

Augmentation de l'absorption intestinale du calcium.

Principales molécules (DCI)

25(OH)D3 *Dédrogyl*; 1,25$(OH)_2$D3 *Rocaltrol* et 1α(OH)D3 *Un-alfa*.

Indications

Hypocalcémie et ostéodystrophie rénale.

Contre-indications

Hypercalcémie, lithiase urinaire calcique, hypercalciurie, immobilisation prolongée, allergie.

Effets secondaires

Hypercalcémie, hypercalciurie, déshydratation, troubles digestifs.

Surveillance biologique

Calcémie, calciurie, phosphorémie, créatinémie, phosphatases alcalines.

73. Résines hypokaliémiantes

Principales molécules

Polystyrène sulfonate de sodium (*Kayexalate*).

Mécanismes d'action

Résine échangeuse d'ion au niveau colique entre le potassium et le sodium.

Indications

Hyperkaliémie non menaçante.

Posologie

1 à 4 cuillère-mesure par jour.

Contre-indications

Hypokaliémie.

Effets secondaires

Constipation, hypokaliémie.

Surveillance biologique

Kaliémie, magnésémie et phosphorémie.

74. Potassium

Principales molécules

Chlorure de potassium (*Diffu-K, Kaleorid*).

Indications

Hypokaliémie (co-traitement avec diurétique hypokaliémiant, *Lasilix, Burinex, Esidrex, Fludex*).

Posologie et surveillance

Un à 3 comprimés par jour.

Contre-indications

Hyperkaliémie (co-traitement avec diurétique hyperkaliémiant, *Aldactone, Modamide* ou IEC), insuffisance rénale sévère.

Effets secondaires

Troubles digestifs, veinite.

Surveillance biologique

Kaliémie hebdomadaire.

75. Érythropoïétine

Principales molécules

Époïétine bêta : *Néorecormion*.
Époïétine alpha : *Eprex*.
Darbepoïétine *Aranesp* IV ou SC.

Mécanismes d'action

EPO humaine recombinante ou protéine stimulant l'érythropoïèse, c'est-à-dire la synthèse des cellules à l'origine des globules rouges et de l'hémoglobine.

Indications

Anémie < 11–12 g/dL si insuffisance rénale, chimiothérapie ou transfusion autologue.

Contre-indications

HTA, allergie.

Effets secondaires

HTA, syndrome pseudo-grippal, allergie.

Surveillance biologique

NFS, ferritine.

76. Alcalinisants urinaires

Principales molécules

Trométamol (*Alcaphor*), bicarbonate de sodium eaux de *Vichy Célestins* ou *St-Yorre*.

Mécanismes d'action

Alcalanisant du pH urinaire.

Indications

Lithiase urique et cystinurique.

Posologie

3 cuillères à soupe par jour ou 2 L par jour d'eau gazeuse.

Contre-indications

Lithiase phospho-ammoniaco-magnésienne, alcalose, insuffisance rénale sévère, diarrhées, HTA, régime hyposodé, rétention hydro-sodée.

Effets secondaires

Troubles digestifs.

471351 - (I) - (10) - OSB 100° - PMS 3295

Elsevier Masson SAS. 62, rue Camille-Desmoulins, 92442 Issy-les-Moulineaux cedex
Dépôt légal : janvier 2011

Photocomposition : SPI Publishers Services, Pondichéry, Inde

Imprimé en Chine (Hong Kong) par CTPS